神农本草经药物解读

——从形味性效到临床（7）

顾　　问　孙光荣　陈绍宏

主　　编　祝之友

副 主 编　李　杨　祝庆明　杨建宇

编　　委　张德鸿　李海霞　李领娥

　　　　　李　青　姜丽娟　赵玉珍

　　　　　马希林　王锦平　朱珺丽

人民卫生出版社

·北京·

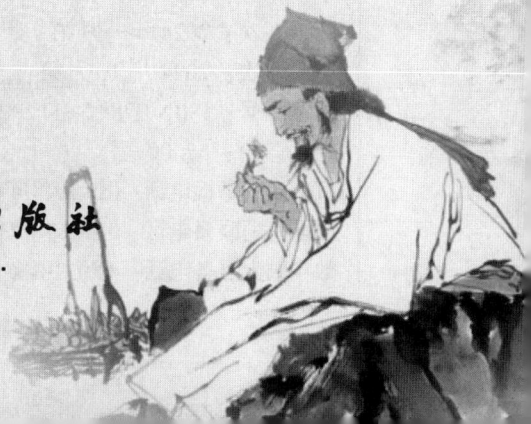

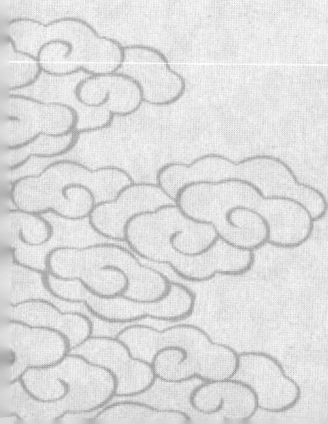

图书在版编目（CIP）数据

神农本草经药物解读：从形味性效到临床. 7 / 祝之友主编. -- 北京：人民卫生出版社，2024. 8.
ISBN 978-7-117-36755-4

Ⅰ. R281. 2

中国国家版本馆 CIP 数据核字第 2024N26A62 号

人卫智网	www.ipmph.com	医学教育、学术、考试、健康，购书智慧智能综合服务平台
人卫官网	www.pmph.com	人卫官方资讯发布平台

神农本草经药物解读——从形味性效到临床（7）
Shennong Bencaojing Yaowu Jiedu
——cong Xingweixingxiao dao Linchuang （7）

主　　编：祝之友
出版发行：人民卫生出版社（中继线 010-59780011）
地　　址：北京市朝阳区潘家园南里 19 号
邮　　编：100021
E - mail：pmph @ pmph.com
购书热线：010-59787592　010-59787584　010-65264830
印　　刷：中煤（北京）印务有限公司
经　　销：新华书店
开　　本：710×1000　1/16　印张：15
字　　数：231 千字
版　　次：2024 年 8 月第 1 版
印　　次：2024 年 10 月第 1 次印刷
标准书号：ISBN 978-7-117-36755-4
定　　价：52.00 元

打击盗版举报电话：**010-59787491**　**E-mail：WQ @ pmph.com**
质量问题联系电话：**010-59787234**　**E-mail：zhiliang @ pmph.com**
数字融合服务电话：**4001118166**　　**E-mail：zengzhi @ pmph.com**

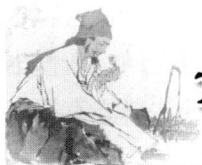

前　言

　　《神农本草经》(简称《本经》)是我国亦是世界上最古老的药物学典籍之一,是中医药四大经典著作(《黄帝内经》《神农本草经》《难经》《伤寒杂病论》)之一。所载药物之功效与主治是其主要内容,另有药物正名、性味、主治、异名、产地、采收季节,以及用法、用量、剂型、七情畏恶、所附方剂、服用方法等。中医药界对其研究者甚多。

　　自宋代开始,有多种版本的《神农本草经》辑复本面世,如清代孙星衍等《神农本草经》,清代黄奭《神农本草经》,清代陈念祖(陈修园)《神农本草经读》,清代叶桂(叶天士)《本草经解》等。近半个世纪以来,对《神农本草经》的研究成果颇丰,如尚志钧校点的《神农本草经》、曹元宇辑注的《本草经》、张树生等主编的《神农本草经贯通》、叶显纯等所著的《神农本草经临证发微》、张登本的《全注全译神农本草经》、宋永刚的《神农本草经讲读》等。但这些著作都有一个不足之处——不注重中药品种理论的研究,个别内容甚至与《神农本草经》的本义相差甚远。

　　随着对《伤寒杂病论》的研究深入和对"读经典"的提倡,中医药界已经开始重视对《神农本草经》的研读,为还原《伤寒杂病论》和《神农本草经》中药物的本来面貌进行了大量研究,已经取得很多突破性进展。中医药界已开始注重中药品种理论的研究,《神农本草经》的价值已逐渐显现。不断积累的临床经验使《神农本草经》的很多记载得到证实,如半夏"主咽喉肿痛"、厚朴"主气血痹"、桔梗"主胸胁痛如刀刺"、甘草"主金疮肿"、麻黄"破癥坚积聚"、芍药"主利小便"、苦参"主溺有余沥"而逐水、桂枝(肉桂)"主上气咳逆,结气喉痹"、白芷"主女人漏下赤白,血闭阴肿"、柴胡"推陈致新"、天花粉"续绝伤"、玄参"治女子产乳余疾,补肾气"、大黄"调中化食,安和五脏"、独活"主金疮、奔豚、女子疝瘕"、乌头治"咳逆上气"、茯苓治疗"寒热烦满咳逆"、天麻"补益身体"等。

值得一提的是,《神农本草经·序录》是较为全面、系统、纲领性的临床中药学综合性经典论述。它奠定了中医药临床药学的理论基础和内容框架。历代中药本草文献对该"序录"全文均有转载、注释和研究,如《新修本草》《经史证类备急本草》《本草纲目》等;对《神农本草经》的注释亦有很多版本,如清代张璐《本经逢原》、清代张志聪(张隐庵)《本草崇原》,仅名称和个别文字、标点符号略有差异。历代本草文献肯定了《神农本草经》提出的"凡药,上者养命,中药养性,下药养病"观点。

要学习好中医中药,必须要读经典。要读《黄帝内经》、读《伤寒杂病论》、读《神农本草经》,不仅要读,而且要精读。《伤寒杂病论》方证源于神农时代,《神农本草经》标志了经方的起源。

《神农本草经》的主要内容是讲中药的功效与应用,内容丰富。但由于其文辞古奥,很难读懂,特别是现代相当一部分年轻的中医药工作者,即使读完《神农本草经》,也不一定能理解透彻,更不要说融会贯通,学以致用,这就造成了很多学习中医中药人员不理解《神农本草经》,而只是使用一些后世医药学家的相关本草书籍和现代《中药学》教科书。据调查,有相当一部分中医药从业人员没有读过《神农本草经》,正如清代名医张志聪在其《本草崇原》自序中言《神农本草经》:"词古义深,难于窥测,后人纂集药性,不明《本经》,但言某药治某病,某病须某药,不探其原,只言其治,是药用也,非药性也。知其性而用之,则用之有本,神变无方;袭其用而用之,则用之无本,窒碍难通。"

《神农本草经·序录》反复强调辨证用药原则,可见《神农本草经》是一部着眼于临床实践,教导人用药治病的医药图书,不是某些人误解的单纯讲中药的药书。相反,现代很多与中药相关的教科书背离了《神农本草经》的原意。《神农本草经·序录》强调辨证用药原则,经文则主要讲单味药之功效。其核心是讲解每一味药物的形、色、气、味,并对"大病"(常见病)辨证分型,对症用药。这表现在对365种药物的论述之中。

《神农本草经》对每一单味药或单方治病的应用,均是从我们祖先养生保健、防病治病的经验中总结而来,而张机(张仲景)所著《伤寒杂病论》复方证中各药物的解读均源于《神农本草经》的单方药疗理论。现在的教科书对经方的解读,并没有用《神农本草经》的药理去解读,也就是说,我们现代医药人并没有首先继承《伤寒杂病论》和《神农本草经》的根本,有的甚至曲解了经方理意。如桂枝汤、金匮肾气丸等方所用桂枝,不是用肉桂本意去解读,而是用清代才在临床上投入使用的桂枝枝条去解读。如果用《伤寒杂病论》和《神农本草经》互解,必定给现代研究带来较大启发。

正如著名中医学家孙启明教授所说:"千百年来,《伤寒论》注家几百家,他们研究《伤寒论》时,只抓住'方和证'的研究,而忽略了'方和药'的研究,尤其是方和药物品种的研究,这是中医传统研究课题中的一大疏漏。"孙老先生又说:"从来中医名家,大多数只知道疏方而识药物。伤寒注家们从来也没有注解《伤寒论》大、小柴胡汤中柴胡是什么品种。"这种"方未变而药多变"的特殊发展,造成了古方、经方与用药之间的脱节,造成了医方与用药的矛盾。如《伤寒论》中众多经典名方至今未变,但其临床用药却被"偷换"了药物概念。

《神农本草经》及以后的《本草经集注》《新修本草》《经史证类备急本草》《本草纲目》等多为综合性本草,讲中药的名称(包括别称)、植物形态、产地、生境、加工(修治)炮制、性味、功用、主治病证、附方等。但是距离现代的本草文献越近,其叠加(滚雪球)式发展就越重,同时,背离《神农本草经》之根本就越远。而现代人讨论临床用药时的引经据典,又往往追溯至某篇文献,虽然某药出自《神农本草经》,但并没有道出《神农本草经》之核心意义。

相比其他类型的本草文献,如各种《伤寒论》注解本、《神农本草经》的注解本(如《本草衍义》《本草原始》《本经疏证》等),属于应用类型的本草文献,均是录用《神农本草经》所载药物之名或有关文字而阐发个人的临床用药心得或相互评论,还是未能追根溯源,阐明《神农本草经》的根本含义。对于《神农木草经》所强调的五气五味、用药法度之核心,并没有做到真正的解读。

《神农本草经》所载药物,根据其"序录"的内容玄机:依据药物的形,可推断药物作用;依据药物的味,可辨药物的作用部位;依据药物的色,可辨明药物的作用趋向(即药物的归经);依据药物的气(药气),就可知道药物的阴阳属性等。笔者认为,《神农本草经》的精髓是讲中药的形、色、气(药气)、味,现代中医药人对此往往容易忽视,而用现代《中药学》教材去解析《神农本草经》,显然欠妥。

要读经典,就要还原《伤寒杂病论》和《神农本草经》的本来面貌,应注意以下两个要点:一是要以经方来解读《神农本草经》之功效主治;二是要用《神农本草经》之意来推衍经方之用与配伍。唯有如此,方能继承和正确解读经典之奥秘,阐明中医用药之准绳。

　　笔者参阅清代孙星衍、孙冯翼辑《神农本草经》(人民卫生出版社,1963),清代黄奭辑《神农本草经》(中医古籍出版社,1982),曹元宇辑注《本草经》(上海科学技术出版社,1987),尚志钧等整理《神农本草经》(华夏出版社,1994),梁朝陶弘景《本草经集注》(人民卫生出版社,1994)等文献,对《神农本草经·序录》和其中所收载常用中药的品种及临床性能、功效等进行学习和研究,计划将《神农本草经》所载药物详细解读,分集出版,供中药临床药学人员学习参考。

　　为进一步提高本书质量,以供再版时修改,敬请读者、专家提出宝贵意见,深表感谢。

　　　　　　　　　全国名老中医药专家传承工作室　祝之友
　　　　　　　　　乙未年初冬于洪雅县中医医院

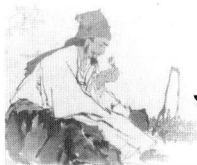

凡　例

古人云:"读仲圣书而不先辨本草,犹航断港绝潢而望至于海也。夫辨本草者,医学之始基。"(清代周岩《本草思辨录》自序)又云:"人知辨证之难,甚于辨药;孰知方之不效,由于不识证者半,由于不识药者亦半。证识矣而药不当,非特不效,抑且贻害。"

中医学的两大重要支柱——医和药。医则其道,药则其术。医之本在《黄帝内经》,药之本在《神农本草经》。

清代名医邹澍在其《本经疏证》"序"中云:"医道之见于载籍者,《灵枢》《素问》《难经》而上,《神农本草经》为最古。诸经所论在审病,《本经》所论在主治,道实相为表里。"

引人深思的问题是,《神农本草经》对药物的认识与当今药物作用的联系很容易被人们忽略,即便有时产生一些联系,也往往只是只言片语的引用而已。现代人只注重当代,忽略与药物发展历史的联系。这种认识是片面的,它会直接影响对某些药物功能全面和正确的理解。现今,要注重对《神农本草经》的重新认识和解读。如《神农本草经》所载半夏"主咽喉肿痛",厚朴"主气血痹",桔梗"主胸胁痛如刀刺",甘草"主金疮肿",当归"主咳逆上气",麻黄"破癥坚积聚",芍药"土利小便",苦参主治"虹娠小便难,饮食如故""逐水""主溺有余沥"等,都能在经方(如半夏厚朴汤、桔梗汤、真武汤、当归贝母苦参丸等)中得到验证。

为了促进临床中药学人才基础知识的学习和基本技能的提高,增加对《神农本草经》药物的全面了解,笔者将多年教学讲稿和学习心得整理成册,供同道学习参考,亦可供临床医师参考。

药物名称:以《神农本草经》所载名称为准。

本经要义:以《本经》(孙本)原文为准,参考其他版本解读。

因目前临床中药从业人员中医临床知识欠缺,为帮助临床中药学人员掌握更多的中医临床知识,在解读经文时尽量做到详解本意,并尽量标明出处及原文,以利于后学者参阅,发挥引路作用。为了便于加深对经典的学习,对有些字、词作了必要的解读。

处方用名:以《中华人民共和国药典》2020 年版收载名称为准。

性味归经、功能主治:以《中华人民共和国药典》2020 年版为准,作为对《本经》的对照学习。

鉴别要点:主要考虑到临床中药从业人员接触的多为中药饮片,很少接触原生药材,故学习和掌握中药材鉴别要点,有利于更准确地鉴别中药饮片质量。

中药饮片鉴别是临床中药从业人员的重点学习内容,只有保证了中药饮片质量,才能确保中医临床疗效,有利于中医中药的发展。

拓展阅读:中医药文化的精髓要好好学习和掌握,尽管科技发展到今天,有先进的仪器设备,但仍无法代替传统的经验鉴别方法。传统经验鉴别是基层临床中药师最实用、最简捷的鉴别方法,应努力学习和掌握。

注意事项:此为临床中药从业人员尤其是临床中药师必须要掌握的内容,亦是中医中药的核心要点,对提高临床疗效非常重要。

医籍论选:精选清代名家张志聪(张隐庵)、叶桂(叶天士)、陈念祖(陈修园)、黄玉璐(黄元御)、徐大椿(徐灵胎)等对《本经》的解读,相互参阅,以加深对经文的理解。

需要说明的是,本书所参考书籍,因在全书多次出现,又广为人知,故不在页脚逐条列出,而以书名(如《黄帝内经》《医学衷中参西录》等)或作者名(如张锡纯、陶弘景等)代替。主要参考书目如下:

黄帝内经素问[M].北京:人民卫生出版社,1963.

巢元方.诸病源候论[M].北京:人民卫生出版社,1955.

张锡纯.医学衷中参西录[M].2 版.石家庄:河北人民出版社,1974.

陶弘景.本草经集注[M].尚志钧,尚元盛,辑校.北京:人民卫生出版社,1994.

周仲瑛.中医内科学[M].北京:人民卫生出版社,1988.

秦越人.难经[M].北京:人民卫生出版社,2004.

张机.金匮要略方论[M].北京:人民卫生出版社,1963.

孙思邈.备急千金要方[M].北京:人民卫生出版社,1982.

张介宾.景岳全书[M].上海：上海科学技术出版社,1995.

陶弘景.名医别录[M].尚志钧,辑校.北京：人民卫生出版社,1986.

寇宗奭.本草衍义[M].北京：商务印书馆,1957.

佚名.日华子本草[M].合肥：安徽科学技术出版社,2005.

李时珍.本草纲目[M].北京：人民卫生出版社,1957.

徐大椿.徐大椿医书全集[M].北京：人民卫生出版社,1988.

卢之颐.本草乘雅半偈[M].冷方南,王齐南,校点.北京：人民卫生出版社,1986.

中华人民共和国卫生部药政管理局,中国药品生物制品检定所.中药材手册[S].北京：人民卫生出版社,1990.

王洪图.难经白话解[M].北京：人民卫生出版社,2004.

王洪图.黄帝内经灵枢白话解[M].北京：人民卫生出版社,2004.

李培生.伤寒论讲义[M].上海：上海科学技术出版社,1985.

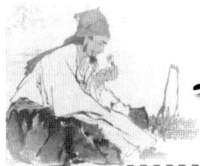

　　《神农本草经》建立了中药药性理论体系，建立了中药从产地、采收到加工炮制的临床用药原则，且确保用药安全、有效。《本经》以《黄帝内经》为理论指导，治病求本，告诫中医药人：药物的有效性和安全性是核心问题。《序录》内容丰富，独创中药三品分类法，尤其是对中药五气、五味的建立和阐述。

★《神农本草经》三品分类法

　　《本经》三品分类法，是将药物分为上、中、下三类，并明确指出：上药一百二十种为君，主养命以应天；中药一百二十种为臣，主养性以应人；下药一百二十五种为佐使，主治病以应地。

　　君、臣、佐、使本指国家官系等级层次，只有各个层次发挥各自作用，才能构成完整的社会，如同《素问·灵兰秘典论》中，十二脏腑之功能、地位及相互关联，不单是一个生理学、生命学和生物学的问题，它透过生理现象映射出一定的社会问题，而通过社会问题的研究反过来促进生理问题的认识，向我们展示了社会医学模式。

　　《素问·宝命全形论》云："天覆地载，万物悉备，莫贵于人，人以天地之气生，四时之法成……人生于地，悬命于天，天地合气，命之曰人。人能应四时者，天地为之父母（天地就是养育人类的父母）……"天、地、人三者和谐相处，演化出自然界和人类社会。《本经·序录》将中药三品匹配成君、臣、佐使的不同地位，与天、地、人进行相应的联系，是用中国古代哲学类比思想和整体观进行推论。《本经》中药物的分类方法与国家官系匹配，自然是上品药为君，中品药为臣，下品药为佐使。三品药与天、地、人相对应的根本原因，实际上遵从了陶弘景在《本草经集注》中的阐释：上品药养命，而天道仁育，故云应天；中品药养性，而人怀性情，故云应人；下品药主治病，而地体收杀，故云应地。现代临床中药学研究认为，君药的作用是针对病因的主证,又称之为主药;臣药的作用是辅助君药针对病因和主证,又称之为辅药;佐药的作用是治疗兼证,抑制主、辅药的不良反应,协助主、辅药发挥治疗作用;使药可引经、调和、矫味,发挥次要作用。诸药合用,共达安全、有效的最佳结果。

值得注意的是,君、臣、佐、使药并非一成不变,在某种情况下是可以互相转换的,所以古之中药上、中、下三品,不是上、中、下三等。先辈早有告诫:药无贵贱,能愈疾者皆为良药也。

★《神农本草经》临床药学八原则

1. 阴干暴干,采治时月,土地所出,真伪新陈,并各有法度的采收加工原则。

2. 有毒宜制的炮制原则。

3. 治热以寒药、治寒以热药的原则。

4. 药物的七情合和,当用相须、相使者良,勿用相恶、相反的配伍原则。

5. 君、臣、佐、使的组方原则。

6. 药有宜丸者、宜散者、宜水煮者、宜酒渍者、宜膏煎者等,并随药性,不得违越的剂型选择原则。

7. 用药剂量,先起用量如高粱子,从小剂量开始,逐渐增加剂量的毒性药物之用量原则。

8. 根据病情确定服药时间原则。

★《神农本草经》首次列出中医疾病谱

"序录"中列出了约40种主要疾病,反映了东汉时期的中医临床医学水平,且准确总结出各种病证,并给予针对性的治疗方案。

★《神农本草经》总结出中药临床药学的基本内容体系

中药药性理论:药物性味、有毒无毒、功能主治、加工炮制、制剂等。

中药生产知识:产地(道地药材)、采收、加工、炮制、制剂等。

临床用药原则:治则、配伍、组方、剂型选择等,以及毒性药物的用量和使用原则、服药时间。

中药临床药学的核心问题:确保用药安全有效。

学习《神农本草经》注意三种情况

第一,《本经》部分药物名称、品种和入药部位已发生了历史性变迁,如桂枝、枳实、威灵仙、人参等。

第二,《本经》部分药物名称、品种和入药部位、临床性效未发生任何变迁,一直沿用至今,如当归、黄芪、柴胡等。但有些药物的特殊临床作用被当前中医药人所遗忘,如当归、玄参、地黄、柴胡等。

第三,《本经》部分药物的名称未发生变化,一直沿用至今,但其品种、入药部位、临床性效已发生变异,如续断、芍药、阿胶、陈皮、黄芪、黄精、玉竹等。

对上述三种情况,我们的临床医生,特别是高年资临床医生要重视,要精读《本经》,因为《本经》标志了经方的起源,《伤寒杂病论》方证源于《本经》。

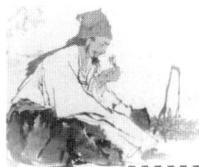

目 录

序录 …………………………………………………… 1

白蒿 …………………………………………………… 12

白兔藿 ………………………………………………… 15

白鲜 …………………………………………………… 19

百合 …………………………………………………… 24

雌黄 …………………………………………………… 29

丹雄鸡 ………………………………………………… 33

杜若 …………………………………………………… 36

发髲 …………………………………………………… 40

防己 …………………………………………………… 44

飞廉 …………………………………………………… 49

蜂子 …………………………………………………… 52

肤青 …………………………………………………… 55

伏翼 …………………………………………………… 57

干漆 …………………………………………………… 60

藁本 …………………………………………………… 64

姑活 …………………………………………………… 69

瓜蒂 …………………………………………………… 71

海藻 …………………………………………………… 75

淮木 …………………………………………………… 80

景天 …………………………………………………… 83

橘柚 …………………………………………………… 86

卷柏 …………………………………………………… 92

菌桂 …………………………………………………… 95

空青 …………………………………………………… 97

孔公孽 ………………………………………………… 100

苦菜 …………………………………………………… 103

目 录

款冬花 …………………………………………………… 107

蠡实 ……………………………………………………… 112

蠡鱼 ……………………………………………………… 116

鲤鱼胆 …………………………………………………… 119

蜜蜡 ……………………………………………………… 121

木兰 ……………………………………………………… 124

藕实茎 …………………………………………………… 127

胐胫 ……………………………………………………… 130

屈草 ……………………………………………………… 133

石胆 ……………………………………………………… 135

石硫黄 …………………………………………………… 139

石蜜 ……………………………………………………… 143

石钟乳 …………………………………………………… 148

水银 ……………………………………………………… 152

松脂 ……………………………………………………… 155

　　附　松节 …………………………………………… 159

太一余粮 ………………………………………………… 161

天鼠屎 …………………………………………………… 163

五色石脂 ………………………………………………… 166

苋实 ……………………………………………………… 171

雄黄 ……………………………………………………… 174

熊脂 ……………………………………………………… 178

　　附　熊胆 …………………………………………… 181

雁肪 ……………………………………………………… 184

阳起石 …………………………………………………… 188

殷孽 ……………………………………………………… 192

榆皮 ……………………………………………………… 194

玉泉 ……………………………………………………… 197

礜石 ……………………………………………………… 202

长石 ……………………………………………………… 207

紫石英 …………………………………………………… 210

紫葳 ……………………………………………………… 213

薤 ………………………………………………………… 217

䗪虫 ……………………………………………………… 221

※【经文】

上藥一百二十種，爲君。主養命以應天，無毒。多服、久服不傷人。欲輕身益氣，不老延年者，本上經。

中藥一百二十種，爲臣。主養性以應人，無毒、有毒。斟酌其宜。欲遏病補虛羸者，本中經。

下藥一百二十五種，爲佐、使。主治病以應地。多毒，不可久服。欲除寒熱邪氣，破積聚，愈疾者，本下經。

藥有君臣佐使，以相宣攝合和。宜用一君、二臣、三佐、五使，又可一君、三臣、九佐使也。

【经文】

上药一百二十种,为君。主养命以应天,无毒。多服、久服不伤人。欲轻身益气,不老延年者,本上经。

中药一百二十种,为臣。主养性以应人,无毒、有毒。斟酌其宜。欲遏病补虚羸者,本中经。

下药一百二十五种,为佐、使。主治病以应地。多毒,不可久服。欲除寒热邪气,破积聚,愈疾者,本下经。

药有君臣佐使,以相宣摄合和。宜用一君、二臣、三佐、五使,又可一君、三臣、九佐使也。

本经要义

上品药共120种,为君药。用于保养生命以与天相应。这类药没有毒性,多服、久服都不会伤害身体。如果想要身体健康,强健有力,长生不老,延年益寿,就选用《神农本草经》上品药物。

中品药共120种,为臣药。用于保养情志以与人相应。这类药物有的无毒,有的有毒,临床中应仔细斟酌选用。如果想遏制疾病的发展,补虚扶弱,就选用《神农本草经》中品药物。

下品药共125种,为佐使药。用于治疗疾病以与地相应。这类药多具有毒性,不可多服、久服。如果想祛除寒热病邪,消除癥瘕积聚,治愈疾病,可选用《神农本草经》下品药物。

中药治病,有君、臣、佐、使的组方原则,汤方中药物之间相互补充制约,能够降低不良反应,增加疗效。组方配伍时,宜用一味君药、二味臣药、三味佐药、五味使药,又可以用一味君药、三味臣药、九味佐使药等配合使用。

【按】

1. 陶弘景云:"下品药性,专主攻击,毒烈之气,倾损中和,不可常服,疾愈即止。"

2.《难经》载:"痛有定位为积,无定位为聚。"《金匮要略》有"五脏风寒积聚病脉证并治"。

3.《素问·至真要大论》载:"主病之谓君,佐君之谓臣,应臣之谓使,非上中下三品之谓也。"

藥有陰陽配合，子母兄弟，根莖花實，草石骨肉。有單行者，有相須者，有相使者，有相畏者，有相惡者，有相反者，有相殺者。凡此七情，合和視之。當用相須相使者良。勿用相惡、相反者，若有毒宜制，可用相畏相殺者。不爾，勿合用也。

藥有酸、鹹、甘、苦、辛五味，又有寒、熱、溫、涼四氣，及有毒、無毒、陰乾暴乾，采造時月，生熟土地，所出真偽陳新，並各有法。

藥性有宜丸者，宜散者，宜水煎者，宜酒漬者，宜膏煎者。亦有一物兼宜者，亦有不可入湯酒者，並隨藥性，不得違越。

【经文】

药有阴阳配合,子母兄弟,根茎花实,草石骨肉。有单行者,有相须者,有相使者,有相畏者,有相恶者,有相反者,有相杀者。凡此七情,合和视之当用。相须相使者良。勿用相恶、相反者,若有毒宜制,可用相畏相杀者。不尔,勿合用也。

药有酸、咸、甘、苦、辛五味,又有寒、热、温、凉四气,及有毒、无毒,阴干暴干,采造时月,生熟土地,所出真伪陈新,并各有法。

药性有宜丸者,宜散者,宜水煎者,宜酒渍者,宜膏煎者。亦有一物兼宜者,亦有不可入汤酒者,并随药性,不得违越。

本经要义

药物有阴阳属性的不同特性(药物之升散为阳,涌泄为阴;辛甘热者为阳,苦酸咸者为阴;味厚者为阳,味薄者为阴;行气分者为阳,行血分者为阴等),有相同基原不同入药部位,如同母子骨肉关系;有相近基原不同品种的药物,如同兄弟、同胞兄弟;有根、茎、叶、花、果实、全草、矿石、动物骨骼、动物全体等不同来源和入药部位。用这些药物治病,有用单味药,也有用两味合用的相须、相使、相畏、相恶、相反、相杀的不同配伍方法。这七种配伍方法,称之为中药七情,临床配伍应用时要正确选择。相须、相使配伍方法最好,不要选用相恶、相反的配伍方法。如果使用的药物有毒,要进行加工炮制,还可用相畏、相杀的配伍方法来消除或降低其毒性。不然,就不要配合使用,防止出差错、事故。

中药有酸、咸、甘、苦、辛五味,又有寒、热、温、凉四性,以及有毒、无毒之别;有阴干、晒干之分,采集加工有不同季节和时间。有不同的产地,还有真伪鉴别,新采收药和陈旧药的不同,生品和炮制品的不同。全部药物有各自的本来属性和采集加工炮制方法与质量要求。

药物的使用有多种剂型。有的适宜制成丸剂,有的适宜制成散剂,有的适宜用水煎制成汤剂,有的适宜用酒渍制成酒剂,有的适宜煎煮浓缩制成滋膏剂。也有一种药物根据临床需要可制成多种剂型。有的药物不适宜制成汤剂或酒剂。要根据药物的各自性质特点来选择剂型,不得违背这一用药原则。

【按】

1. 中药七情，只是在《神农本草经·序录》中有言，在正文中未提及。

2.《神农本草经》所述药物有寒、热、温、凉、平五性，寒、热、温、凉四气为《神农本草经》成书时代之后人所加。

3. 陶弘景在其《本草经集注》中云："病有宜服丸者，宜服散者，宜服汤者，宜服酒者，宜服膏煎者，亦兼参用，察病之源，以为其制耳。"中药汤剂效速，散剂、丸剂效缓，故张仲景《伤寒论》同一处方，按病情和药性做汤剂或丸剂，理法严整。此正是"察病之源，以为其制耳"之体现。

欲療病，先察其源，先候病機，五藏未虛，六腑未竭，血脈未亂，精神未散，服藥必活。若病已成，可得半愈。病勢已過，命將難全。

若用毒藥療病，先好如黍粟，病去即止。不去，倍之；不去，十之；取去為度。

療寒以熱藥，療熱以寒藥。飲食不消以吐下藥，鬼注蠱毒，以毒藥；癰腫創瘤，以創藥。風濕，以風濕藥，各隨其所宜。

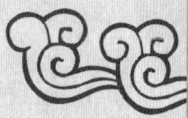

【经文】

欲疗病，先察其源，先候病机，五脏未虚，六腑未竭，血脉未乱，精神未散，服药必活。若病已成，可得半愈。病势已过，命将难全。

若用毒药疗病，先好如黍粟，病去即止。不去，倍之；不去，十之；取去为度。

疗寒以热药，疗热以寒药。饮食不消以吐下药，鬼注蛊毒，以毒药；痈肿创瘤，以创药。风湿，以风湿药，各随其所宜。

本经要义

要想治病，应先查清疾病的原因，把握疾病的发病机制和变化规律。只要五脏功能未虚，六腑功能未衰竭，血脉流通正常，没有出现紊乱，精气神正常，均未受影响，服用适宜的药物必然有效。如果疾病已经形成，服用适宜的药物，疾病也可好一半。如果疾病已经很严重了，治疗起来就很困难，生命就难以挽救。

如果用有毒药治病，最初剂量宜小，如籼米大小剂量，病情好了，就要即时停药，不必尽剂。若病没有好转，可增加一倍剂量；若病还不见好转，可再增大剂量，直到病愈为止。

治疗寒性病变使用温热性质的药物；治疗热性病变选用寒凉性质的药物；治疗痰饮食积的疾病选用涌吐或泻下的药物；治疗肺痨和寄生虫病变就选用具有一定毒性的《神农本草经》下药；治疗痈肿疮毒、肿块方面的疾病就选用治疗痈肿疮毒的药物；治疗风寒湿痹疾病，就选用祛风除湿药。根据各种疾病不同的病因和临床症状选择有针对性的药物和治疗方法。

【按】

1.《素问·脉要精微论》载："夫脉者，血之府也，长则气治，短则气病，数则烦心，大则病进，上盛则气高，下盛则气胀，代则气衰，细则气少，涩则心痛，浑浑革至如涌泉，病进而色弊，绵绵其去如弦绝，死。"曹元宇云："五脏藏精气，六腑受水谷，精气未虚，水谷未竭，尚有可为，既虚而竭，则无能为力矣。"

2. 第二段经文言药物剂量关系，恐过剂伤人，即使不是毒药，亦应该病却即止，不必尽剂。仲景汤方用，每每如此。

3. 黍粟，并非黍和粟，乃籼米，即高粱子。《博物志》云："孝元景宁元年,南阳郡内雨谷,小者如黍粟而青黑。"

4. 关于药物用量之大小。陶弘景在《本草经集注》中云:"一物一毒,服一丸如细麻(胡麻);二物一毒,服二丸如大麻;三物一毒,服三丸如小豆;四物一毒,服四丸如大豆;五物一毒,服五丸如兔矢;六物一毒,服六丸如梧子。从此至十,皆如梧子,以数为丸。"

5.《素问》有载"治寒以热,治热以寒""其高者因而越之"(吐法)"其下者引而竭之"(攻下法)。

6. "创"同"疮"。"创"为"疮"之古字。古称疮者,为痈肿、疱、瘤等多种疾病。

7. 风与湿,俱为六淫所致。《素问》云:"风者百病之长也。"风与湿,常成痹证。

病在胸膈以上者，先食後服藥；病在心腹以下者，先服藥而後食；病在四肢血脈者，宜空腹而在旦；病在骨髓者，宜飽滿而在夜。

夫大病之主，有中風傷寒，寒熱溫瘧，中惡霍亂，大腹水腫，腸澼下利，大小便不通，賁肫，上氣，咳逆，嘔吐，黃疸，消渴，留飲，癖食，堅積，癥瘕，驚邪，癲癇，鬼注，喉痹，齒痛，耳聾，目盲，金創，踒折，癰腫，惡瘡，痔瘻，癭瘤。男子五勞七傷，虛乏羸瘦，女子帶下崩中，血閉陰蝕，蟲蛇蠱毒所傷。此大略宗兆。其間變動枝葉，各宜依端緒以取之。

【经文】

病在胸膈以上者，先食后服药；病在心腹以下者，先服药而后食；病在四肢血脉者，宜空腹而在旦；病在骨髓者，宜饱满而在夜。

夫大病之主，有中风伤寒，寒热温疟，中恶霍乱，大腹水肿，肠澼下利，大小便不通，贲肫，上气，咳逆，呕吐，黄疸，消渴，留饮，癖食，坚积，癥瘕，惊邪，癫痫，鬼注，喉痹，齿痛，耳聋，目盲，金创，踒折，痈肿，恶疮，痔瘘，瘿瘤。男子五劳七伤，虚乏羸瘦，女子带下崩中，血闭阴蚀，虫蛇蛊毒所伤。此大略宗兆。其间变动枝叶，各宜依端绪以取之。

本经要义

病位在胸膈以上者，宜饭后服药，病位在心腹以下者，宜饭前服药；病位在四肢血脉者，宜早晨空腹时服药；病位在体内深达骨髓时，宜晚上加食后服药。

《神农本草经》所言服药方法，后世已有改变。现代服药方法更为科学："食前服"，在食前先服药；"食后服"，食后再服药；"以食物压卜"，即服药后，再进食；"食远服"，两餐之间服药，即空腹时服药。另外，还有多次分服、频服、含化服等。

常见的主要疾病有伤风、伤寒、寒热、疟疾（温疟）、中恶、霍乱、大腹臌胀、腹泻、痢疾、便秘、尿闭、奔豚、咳嗽、气喘、呕吐、黄疸、消渴、悬饮、食积、厌食、气滞、气郁、惊风、癫痫、肺痿、喉痹、牙痛、耳聋、视物昏花、青盲、外伤、骨折、跌打损伤、痈肿疮毒、痔瘘、瘿瘤；男子五劳七伤、虚弱消瘦；女子带下、崩漏、经闭、阴蚀阴痒；虫蛇咬伤、虫积臌胀。主要疾病大概就是这些。总之，疾病的变化和一些次要病证，都要根据病因，采用针对性的方法和药物治疗。

【按】

1. "大病之主"，作"主要之病"解。

2. "中风"作"伤风"解，不作"脑卒中"解。

3. 中恶，古病名。其主要证候：猝然发病，寒热，心腹痛，全身痛，吐血下血，气息不通，大小便闭，角弓反张等。

4. 霍乱为暴吐暴利之病。古代所谓："清气与浊气相干，乱于肠胃，则为霍乱。"或云："阳气欲升，阴气欲降，阴阳乖隔，变为吐利。"此即现代之因肠胃炎等病而导致的又吐又泻,亦为霍乱。

5. 肠澼,即肠道或内痔出血由肛门而泻下;下利,有水谷痢、血痢、赤痢、白痢、休息痢、噤口痢等。

6. 贲肫,即奔豚。

7. 上气,"为邪搏于气,气壅不得宣发,是为有余,故咳嗽而上气"。

8. 留饮癖食,食物不消,积于肠胃之病。留饮,为痰饮之积聚;癖食,即食物不化。

9. 癥瘕与积聚同义。癥者真也,相当于积;瘕者假也,相当于聚。

10. 五劳(痨),即五脏之劳,指即心劳、肺劳、脾劳、肾劳、肝劳。《素问·宣明五气》:"久视伤血(心),久卧伤气(肺),久坐伤肉(脾),久立伤骨(肾),久行伤筋(肝),是谓五劳所伤。"

11. 七伤:为肝伤、心伤、脾伤、肺伤、肾伤、骨伤、脉伤,表里受病。《外台秘要》载:"七伤之病为阴汗、阴衰、精清、精少、阴下湿痒、小便数少、阴痿。"

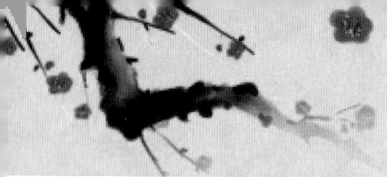

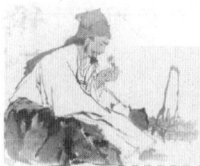

白蒿

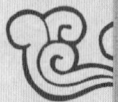

【处方用名】白蒿——菊科 Compositae.

【经文】白蒿,味甘平。主五脏邪气,风寒湿痹,补中益气,长毛发,令黑,疗心悬,少食,常饥。久服,轻身,耳目聪明,不老。生川泽。

白蒿,味甘平。主治五脏邪气,风寒湿痹,补中益气,长毛发令黑,疗心悬,少食常饥。久服轻身,耳目聪明,不老。生川泽。(曹元宇辑注本)

本经要义

白蒿:《诗经》载"蘩",音凡。《尔雅·释草》载:"蘩之醜[1],秋为蒿。"郭璞注:"醜,类也。春时各有种名,至秋老成,皆通呼为蒿。""蘩之醜",即白蒿与蒿为同类。《说文解字》载:"蘩,白蒿也。"

---

① 醜:通"俦",音绸。《尔雅义疏》:"醜者,俦也,类也。"俦表同类,侪辈。《字汇·人部》载:"俦,众也。"《鬼谷子》载:"能言者,俦善博惠。"陶弘景注:"俦,类也。"即此文之义。"俦"为"儔"的简体字。又音到。①表华盖。《说文解字·人部》:"俦,翳也。"段玉裁注:"翳者,华盖也。"②表隐蔽。《广韵·号韵》载:"俦,隐也。"清代段玉裁《说文解字注·人部》载:"俦,引伸为凡覆蔽之称。"

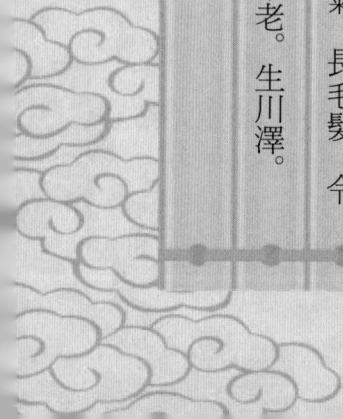

黑,疗心懸,少食,常飢。久服,輕身,耳目聰明,不老。生川澤。

白蒿,味甘平。主五藏邪氣,風寒濕痹,補中益氣,長毛髮,令

白蒿本草溯源

《名医别录》载白蒿：无毒。生中山，二月采。

《本草经集注》：白蒿，味甘，平，无毒……蒿类甚多，而俗中不闻呼白蒿者，方药家既不用，皆无复识之，所主治既殊佳，应更加研访。

按：陶弘景不识此药，并指出虽然认识的人很少，但临床疗效肯定，应深入考究。

《图经本草》：白蒿，蓬蒿也。生中山川泽。今所在有之。春初最先诸草而生，似青蒿而叶粗，上有白毛错涩，从初生至枯，白于众蒿，颇似细艾。二月采。此《尔雅》所谓蘩，皤蒿是也，疏云：蓬蒿，可以为菹①。

《本草纲目》：白蒿有水陆二种，《尔雅》通谓之蘩，以其易蘩衍也。曰：蘩，皤②蒿。即今陆生艾蒿也，辛熏③不美。曰：蘩，由胡。即今水生蒌蒿也，辛香而美。曰：蘩之丑，秋为蒿。则通指水陆二种而言，谓其春时各有种名，至秋老则皆呼为蒿矣。曰藾④，曰萧⑤，曰萩⑥，皆老蒿之通名，象秋气肃赖之气⑦。

综上所述，古今所用白蒿，即菊科 Comopsitae 蒿属 Artemisia 莳萝蒿组 Sect. Absinthium DC. 或白蒿 Artemisia sieversiana Willd. 的全草。又名大籽花，即《中国高等植物图鉴》第四册中大籽蒿，*Artemisia sieversiana* Ehrhart ex Willd. 的全草。

---

① 菹：音租。腌菜。《说文解字·草部》载："菹，酢菜也。"

② 皤：音婆。白色。皤蒿，即白蒿。《广雅·释器》载："皤，白也。"《玉篇·白部》载："皤，素也。"《易·贲》载："贲如皤如，白马翰如，匪寇婚媾。"孔颖达疏："皤是素白之色。"

③ 熏：音勋。气味或烟气接触物体。此处表示气味侵袭。

④ 藾：音赖。植物名，即艾蒿。《尔雅·释草》："苹，藾萧。"郭璞注："今藾蒿也。初生亦可食。"

⑤ 萧：音肖。草名。蒿子的一种。

⑥ 萩：音秋。蒿类植物。《尔雅·释草》载："萧，萩。"郭璞注："即蒿。"郝懿行义疏："今萩蒿，叶白，似艾而多歧，茎尤高大如蒌蒿，可丈余。"

⑦ 肃赖之气："肃"即"肃杀"；"赖"通"癞"。"肃赖之气"，形容深秋或冬季草木枯萎时的气象，为严酷萧瑟貌。

五脏邪气:五脏即心、肝、脾、肺、肾。脏,指胸腹腔中内部组织充实,并有贮存和分泌、制造精气功能的脏器。邪气,相对人体正气而言,泛指六淫七情等各种致病因素。五脏邪气泛指由六淫(风、暑、湿、燥、寒、火六种致病邪的合称),七情(喜、怒、忧、思、悲、恐、惊等精神情志变化的七种表现,是对外界事物的反应)等各种致病因素造成的五脏病理损害。

风寒湿痹:痹证名。因风、寒、湿三邪气杂至,致气血郁滞而成痹病。症见身重而痛,四肢拘挛,甚则走注疼痛,或手足麻木等。

痹,闭阻不通之意,泛指邪气闭阻躯体或脏腑经络而引起的病证,通常多指风、寒、湿三种邪气,侵犯人体肌表经络关节,发生关节或肌肉疼痛、肿大、重着等一类疾病。临床上主要为"风痹""寒痹""热痹",常见如风湿性关节炎、类风湿关节炎等。痹,《说文解字》:"痹,湿痛也。"《素问》痹论篇:"黄帝曰:痹之安生? 岐伯对曰:风寒湿三气杂至,合而为痹也。其风气胜者为行痹,寒气胜者为痛痹,湿气胜者为著痹也……所谓痹者,各以其时,重感于风寒湿气也。"

风寒湿痹,又称"诸痹"。《素问》痹论篇:"诸痹不已,亦益内也,其风气胜者,其人易已也……"而治疗风寒湿之医者,古称"痹医"。《史记》扁鹊仓公列传:"过洛阳,闻周人爱老人,即为耳目痹医。"

补中益气:又称补脾益气。用健脾的方法治疗气虚证。补脾益气是补气的基本方法。中焦脾胃为后天之本,气血营卫之源,健脾即能加强其化源,达到补气之目的。常用汤方如补中益气汤、四君子汤等。

长毛发,令黑:指本品有乌须发作用。

疗心悬:"心悬"即"心悸"。"疗心悬"即治疗"心悸"病。

少食,常饥:古人认为白蒿春初生,及秋香美,充饥,可生食,又可蒸服。故《本经》言"少食,常饥"。

药物解读

《中药大辞典》收载:白蒿,为菊科植物大籽蒿 Artemisia sieversiana Ehrhart ex Willd. 的全草。

【性味归经】性平,味甘。归肝、胆经。

【功能主治】清热,利湿,退黄。治疗风寒湿痹,黄疸,痢疾,血淋,疥癞恶疮等。

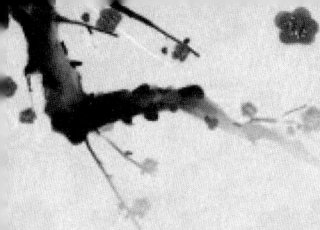

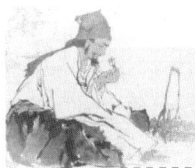

白兔藿

【处方用名】隔山消——萝藦科 Asclepiadaceae.

【经文】白兔藿，味苦平。主蛇虺、蜂虿、猘狗、菜、肉，蛊毒、鬼注。一名白葛。生山谷。

本经要义

白兔藿本草溯源

《吴普本草》：白兔藿，一名白葛谷。

《名医别录》：白兔藿，无毒。主治风疰，诸大毒不可入口者，皆消除之。又去血，可末着痛上，立消。毒入腹者，煮饮之即解。生交州①。

《本草经集注》：白兔藿，味苦，平，无毒……此药治毒，莫之与敌。而人不复用，殊不可解，都不闻有识之者，相当似葛尔，须别广访交州人，未得委悉。

按：从《名医别录》《本草经集注》所言，说明陶弘景对白兔藿之原植物不认识，只是从《神农本草经》《吴普本草》原文考证摘录之。且到交州一带广为访问调查，亦不知其所。

---

① 交州：相当于现今广东、广西两地交界处大部地区。

《新修本草》：白兔藿……此草，荆①、襄②间山谷大有，苗似萝摩，叶圆厚，茎俱有白毛，与众草异。蔓生、山南③俗谓之白葛，用疗毒有效。而交广④又有白花藤，生叶似女贞，茎叶俱无毛，花白，根似野葛，云大疗毒。而交州用根，不用苗，则非藿也。用叶苗者，真矣。二物所疗，并如经⑤说，各自一物，下条载白花藤也。

按：苏敬对白兔藿的植物形态描述，似为《中国高等植物图鉴》第三册第4 899图，即萝摩科 Asclepiadaceae 鹅绒藤属 Cynanchum. 植物牛皮消 Cynanchum auriculatum Royle. ex. Wight. 或同属植物西藏牛皮消 Cynanchum saccatum W. T. Wang. 的全草或根。

《蜀本草》：白兔藿……蔓生，叶圆若莼⑥，今襄州、北汝州南岗上有之。五月、六月采苗，日干。

按：其植物形态，亦指似苏敬所言之白兔藿。

《植物名实图考》在牛皮消条转引《救荒本草》载：牛皮消生密县山野中，拖蔓而生，藤蔓长四五尺，叶似马兜铃叶，宽大而薄，又似何首乌叶亦宽大；开白花，结小角儿；根类葛根而细小，皮黑肉白。味苦，采叶煤熟，水浸去苦味，油盐调食；及取根去黑皮，切作片，换水煮，去苦味，淘洗净，再以水煮，极熟食之。

按：所附药图，即萝摩科植物牛皮消。

综上所述，《神农本草经》所载白兔藿，其根即现今临床所用隔山消，又名牛皮消、隔山撬。

味苦平：《神农本草经》言白兔藿，性平，味苦。《四川省中药材标准》2010年版收载：隔山撬（消），性平，味甘，微苦。归脾、胃、肝经。

蛇虺："虺"，音毁，最早见于商代甲骨文，本义是蝮蛇一类的毒蛇。"蛇

---

① 荆：指现今湖北省松滋市。
② 襄：指现今湖北省襄阳市。
③ 山南：指山南人。一指今四川、陕西、甘肃及湖北一带的居民。二指西藏居民。
④ 交广：现今广西、广州大部和越南平治天以北诸省地区。
⑤ 经：指《神农本草经》。
⑥ 莼：音纯。为多年生水生草本植物，叶子椭圆形，浮在水面，茎上和叶的背面有黏液，花暗红色。药用部位为睡莲科植物莼菜 Brasenia schreberi J.F.Gmel.的茎叶。

虺",泛指毒蛇。

蜂虿:"虿",音柴,指蝎子一类毒虫。"蜂虿"泛指毒蜂、毒蝎等一类毒虫对人的伤害。

猘狗:"猘",音治,指疯狗。《广韵·祭韵》载:"猘,狂犬。""猘狗"泛指疯狗。

蛊毒:"蛊"为会意字。段玉裁注:"虫于饮食器中,会意。"虫这里指人体内寄生虫。《说文·虫部》:"蛊,腹中虫也。"段玉裁注:中虫皆读去声……腹中虫者,谓腹内中虫食之毒也,自外而入,故曰中;自内而蚀,故曰虫,此与虫部腹中长虫,腹中短虫读异。另指古籍中一种人工培养的毒虫。《周礼·秋官·庶氏》:"庶氏掌除毒蛊。"郑玄注:"毒蛊,蛊物而病害人者。"《诸病源候论》注病诸候·蛊注候:"蛊是聚蛇虫之类,以器皿盛之,令其自相噉食,余有一个存者,为蛊也。"

蛊毒。病名。《肘后备急方》治中蛊毒方:"葛氏方疗蛊毒下血方……"《诸病源候论》蛊毒病诸候·蛊毒候:"凡蛊毒有数种,皆是变惑之气,人有故造作之,多取虫蛇之类,以器皿盛贮,任其自相噉食,唯有一物独在者,即谓之为蛊,便能变惑,随逐酒食,为人患祸。"巢氏将蛊毒分为蛊毒候、蛊吐血候、蛊下血候、氐羌毒候、猫鬼候、野道候、射工候、沙虱候、水毒候。

蛊毒病,多因感染变惑之气,或中蛊毒所致。症状复杂,变化不一,病情一般较重。蛊毒可见于一些危急病证,羌虫病、血吸虫病、重症肝炎、肝硬化、重症细菌性痢疾、阿米巴痢疾等病。

鬼注:病名,指突发心腹刺痛,甚或闷绝倒地,并能传染他人的一类病证。又有劳瘵、劳极、传尸、尸注、鬼疰等名。

鬼注之古医籍解

《济生方》劳瘵:"夫劳瘵一证,为人之大患,凡患此病者,传变不一,积年染疰,甚至灭门。"说明本病缓慢而相互传染。由于劳伤正气,正不胜邪,而感劳虫所致,疰见恶寒、潮热、咳嗽、咯血、饮食减少、肌肉消瘦、疲乏无力、自汗盗汗等,即传统中医之肺痨。

《诸病源候论》尸病诸候·尸注候:"尸注病者,则是五尸内之尸注,而挟外鬼邪之气,流注身体,令人寒热淋沥,沉沉默默,不的知所

苦,而无处不恶。或腹痛胀满,喘急不得气息,上冲心胸,傍攻两胁;或硬块踊起;或挛引腰脊;或举身沉重,精神杂错,恒觉昏谬。每节气改变,辄致大恶,积月累年,渐就顿滞,以至于死。死后复易傍人,乃至灭门。以其尸病注易傍人,故为尸注。"

《诸病源候论》注病诸候·鬼注候:"注之言住也,言其连滞停住也,人有先无他病,忽被鬼排击,当时或心腹刺痛,或闷绝倒地,如中恶之类,其得瘥之后,余气不歇,停住积久,有时发动,连滞停住,乃至于死。死后注易傍人,故谓之鬼注。"

药物解读

《四川省中药材标准》2010 年版收载:隔山撬,为萝藦科植物牛皮消 *Cynanchum auriculatum* Royle. ex. Wight. 的干燥块根。

【别名】隔山消。

【性味归经】性平,味甘,微苦。归脾、胃、肝经。

【功能主治】消食,健胃散毒。用于噎食,胸腹胀满,宿食不消等。

【鉴别要点】

1. 药材鉴别

药材呈长椭圆形、圆柱形、纺锤形,稍弯曲,长 10~20cm,直径 2~3cm。外表面黄褐色或淡黄色。栓皮粗糙,具明显纵皱纹,皮孔横长突出,栓皮破裂处可见黄白色木质部。切片边缘微翘,边缘内卷。横切片白色或黄白色,粉质。顺切片突起的棱线,斜切面中央略薄,周边较厚,显放射状突起的线纹。质脆,气微,味甘,微苦。

2. 饮片鉴别

饮片呈横切类圆形薄片,边缘内卷,表面白色或黄白色,显粉性,具放射性略突起的筋脉点,周边黄褐或至浅黄色。质硬。气微,味微苦后略甜。

《中药大辞典》收载:隔山消为萝藦科植物 *Cynanchum auriculatum* Royle. ex. Wight. 的干燥块根。

性味归经:性平,味甘,辛。归脾、胃经。

功能主治:养阴补虚,健脾消食。治疗脾虚劳伤,痢疾,疳积,胃痛腹胀,积滞,白带,乳汁不足等。

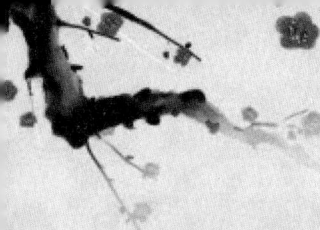

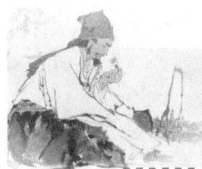

白鲜

白鲜，味苦寒。主頭風，黃疸，咳逆，淋瀝，女子陰中腫痛，濕痹死肌，不可屈伸、起止、行步。生川穀。

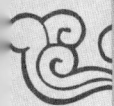

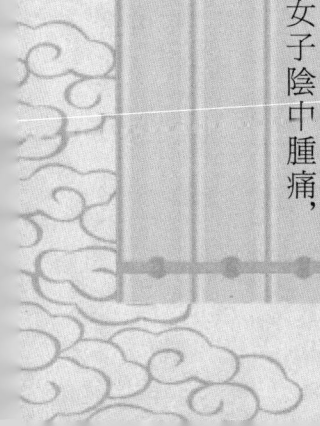

【处方用名】 白鲜皮——芸香科 Rutaceae.

【经文】 白鲜，味苦寒。主头风，黄疸，咳逆，淋沥，女子阴中肿痛，湿痹死肌，不可屈伸、起止、行步。生川谷。

本经要义

白鲜：为现今白鲜皮，始载于《神农本草经》，列为中品。全株有特殊气味，如羊膻味。根白色，故名白鲜、白羊鲜。

《本草经集注》云："气息正似羊膻。"李时珍云："鲜者，羊之气也。"

"膻"的异体字为"羴""羶"。《广韵·仙韵》载："羴，羊臭也。"现代汉字整理时将羶、羴合并为膻。白鲜的根肉质，且多侧根，药农在荒山采挖时不易，故因呼"千斤拔""好汉拔"等，又因其主产于北方（辽宁、河北、山东），因此称之为北鲜皮。其果实累累如花椒，故又有诸"椒"之名。

白鲜本草溯源

《名医别录》：白鲜，味咸，无毒。主治四肢不安，时行腹中大热、饮水、欲走、大呼，小儿惊痫，妇人产后余痛。生上谷及宛朐。四月、五月采根，阴干。

《本草经集注》:白鲜,味苦、咸,寒,无毒……四月、五月采根,阴干。近道处处有,以蜀中者为良。世呼为白羊鲜,气息正似羊膻,或名白膻。

《图经本草》:白鲜,生上谷(即上谷郡。今河北怀来县东南)川谷及冤句,今河中(今山西省永济市西蒲州镇)、江宁府(今江苏南京)、滁州(今安徽省滁州市)、润州(今江苏省镇江市)亦有之。苗高尺余,茎青、叶稍白如槐,亦似茱萸。四月开花淡紫色,似小蜀葵,根似蔓菁,皮黄白而心实,四月、五月采根,阴干用……其气息都似羊膻,故欲呼为白羊鲜,又名地羊膻,又名金爵儿椒。

《本草纲目》:白鲜,鲜者,羊之气也。此草根白色,作羊膻气,其子累累如椒,故有诸名。李时珍又云:白鲜皮气寒善行,味苦性燥,足太阴、阳明经去湿热药也,兼入手太阴、阳明,为诸黄风痹要药。世医止施之疮科,浅矣。

按:至此,白鲜用其根皮入药。也就是说明清以前为根入药,明清以及明清以后就以根皮入药。时至现今,白鲜皮以根皮入药,如未去其根骨则为劣药。

头风:又称"风眩",中医病证名。由于体虚,风邪入脑所致。症见头晕眼花,呕逆,甚则厥逆,发作无常,伴有肢体疼痛。《诸病源候论》风病诸候·风头眩候载:"风头眩者,由血气虚,风邪入脑,而引目系故也。五脏六腑之精气,皆上注于目,血气与脉并于上系,上属于脑,后出于项中。逢身之虚,则为风邪所伤,入脑则脑转而目系急。目系急,故成眩也。"

黄疸:病证名,又称黄瘅。身黄、目黄、小便黄是其三大主症。多由感受时邪,或饮食不节,湿热或寒湿内阻中焦,使胆汁不循常道所致。《素问·平人气象论》载:"溺黄赤,安卧者,黄疸。已食如饥者,胃疸①。面肿曰风。足胫肿曰水。目黄者曰黄疸。"

---

① 胃疸:疸,热也。胃疸,胃热之意。由于胃热盛则善消谷,故胃疸的病证为"已食如饥"。

咳逆：病证名，出自《素问·六元正纪大论》。其载："寒来不杀，温病乃起，其病气怫于上，血溢目赤，咳逆头痛，血崩胁满，肤腠中疮……其病热郁于上，咳逆呕吐，疮发于中，胸嗌不利，头痛身热，昏愦脓疮。"

"咳逆"，指咳嗽气逆之症。《金匮要略·痰饮咳嗽病脉证并治》载："咳逆倚息，气短不得卧，其形如肿，谓之支饮。"《丹溪心法·咳逆》载："咳逆为病，古谓之哕，近谓之呃。"

淋沥："淋"，病证名，出自《素问·六元正纪大论》。其载："其病中热胀，面目浮肿，善眠，鼽衄嚏欠呕，小便黄赤，甚则淋。"清代顾靖远《顾松园医镜》载："淋者，欲尿而不能出，胀急痛甚；不欲尿而点滴淋沥。"

"淋"，通常指小便急迫、短、数、涩、痛的病证。"沥"，液体一滴一滴地下落，引申为小便不利，与"淋"相似。《说文解字·水部》载："沥，水下滴沥也。"引申为小便淋沥不尽。与"淋"通义。"淋沥"，多指泌尿系统感染，小便不利，淋沥不尽。

女子阴中肿痛：特指女性前阴疾病，即阴户肿痛。多由郁怒伤肝，肝气犯脾，湿热下注所致。症见阴户肿胀作痛，小便涩滞，下腹不适，甚则伴有寒热。常见女子阴道滴虫病、子宫脱垂、白斑、阴蚀等病症。

湿痹死肌："湿痹"，痹证之一种。《金匮要略·痉湿暍病脉证治》载："太阳病，关节疼痛而烦，脉沉而细者，此名湿痹。湿痹之候，小便不利，大便反快，但当利其小便。湿家之为病，一身尽疼，发热身色如熏黄也。""湿痹"，系指风寒湿邪侵袭肢节、经络，其中又以湿邪为甚的痹证，又名着痹。症见肢体重着，肌肤顽麻，或肢节疼痛，痛处固定，阴雨则发。"死肌"，肌肉失去活力，僵硬。

不可屈伸、起止、行步：指四肢活动受限，行走困难。即由湿痹所致，四肢伸屈不能自如，类似风湿性关节炎等病症。

白鲜皮，古今临床性效差别较大，特别是治疗"黄疸""咳逆""湿痹死肌"。现代临床应用与报道甚少。

药物解读

《中华人民共和国药典》（简称《中国药典》）2020 年版一部收载：白鲜皮，为芸香科植物白鲜 *Dictamnus dasycarpus* Turcz. 的干燥根皮。

【性味归经】性寒，味苦。归脾、胃、膀胱经。

【功能主治】清热燥湿,祛风解毒。用于湿热疮毒,黄水淋漓,湿疹,风疹,疥癣疮癞,风湿热痹,黄疸尿赤。

【鉴别要点】

1. 药材鉴别

药材呈卷筒状,长 5~15cm,直径 1~2cm,厚 0.2~0.5cm。外表面灰白色或淡灰黄色,具纵皱纹和细根痕,常有突起的颗粒状小点。内表面类白色,有细纵纹。质脆,折断时有粉尘飞扬,断面不平坦,略呈层片状;剥去外皮,迎光可见闪烁的小亮点,有羊膻气,味微苦。

2. 饮片鉴别

饮片呈不规则的横切厚片,外表面灰白色或淡灰黄色,具细纵皱纹及细根痕,可见突起的颗粒状小点;内表面类白色,有细纵纹。饮片切面类白色,略呈层片状。有羊膻气,味微苦。

【临床药师、临床医师注意事项】

白鲜皮除法定品种外,目前商品流通还有如下品种当白鲜皮入药,注意鉴别。

1. 豆科植物锦鸡儿 *Caragana sinica* Rehd. 的干燥根皮。

2. 豆科植物金雀花 *Caragana sinica* (Buchoz.) Rehd. 的根皮。

3. 远志科植物鸡根 *Polygala aureocauda* Dunn. 的根皮。

4. 八角枫科植物八角枫 *Alangium chinense* (Lour.) Harms. 的根皮。

5. 海桐科植物柄果海桐 *Pittosporum podocarpum* Gagnep. 的树皮。

白鲜皮,古今临床性效差别较大。临床医师要注意经方经药的研究,有些经典疗效将失传。

医籍论选

白鲜根皮,臭腥色白,气味苦寒,禀金水之精,而治风热之证,主治头风,金能制风也。治黄疸,水能清热也。禀金气而益肺,故治咳逆。禀水气而益膀胱,故治男子淋沥,女子之阴中肿痛。燥气属金,故治湿痹之死肌。水气主骨,故治骨属不可屈伸,及不可起止行步也。

——清·张志聪《本草崇原》

白鲜皮,专入脾、胃。味苦与咸,性寒无毒。盖阳明胃土喜燥恶湿,一有邪入,则阳被郁不伸而热生矣。有热自必有湿,湿淫则热益盛,而风更乘热至，相依为害，以致关节不通，九窍不利，见为风疮疥癣，毛脱疸黄，湿痹便结，溺闭阴肿，咳逆狂叫饮水种种等症，诸症皆就湿热以论，治宜用此苦泄寒咸之味，以为开关通窍，俾水行热除风息，而症自克平……根黄白而心实者良，取皮用。

——清·黄宫绣《本草求真》

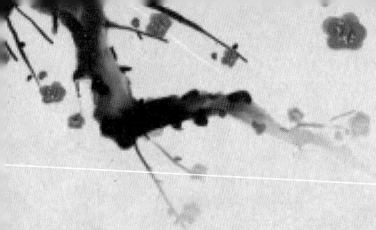

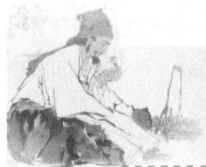

百合

川谷。

百合，味甘平。主邪氣腹脹心痛，利大小便，補中益氣。生

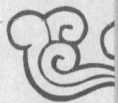

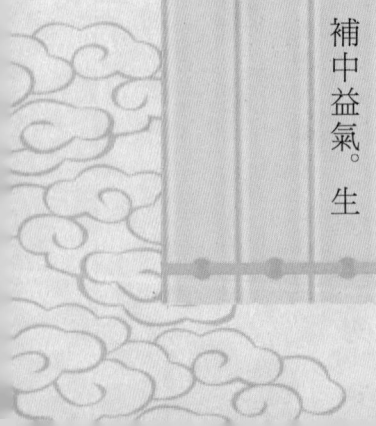

【处方用名】 百合——百合科 Liliaceae.

【经文】 百合，味甘平。主邪气腹胀心痛，利大小便，补中益气。生川谷。

本经要义

百合："百"，一是表数词。十的十倍。《说文解字》载："百，十十也。"《周礼·夏官·序官》载："凡制军，万有二千百人为军……百人为卒。"二是表概数。言其多。《诗经·周颂·臣工之什·噫嘻》载："率时农夫，播厥百谷。"宋代范仲淹《岳阳楼记》载："政通人和，百废俱兴。""合"：表聚合，聚集之义。

"百合"，其鳞茎由数十片鳞瓣相合而成，故名百合。《尔雅翼》载："百合蒜近道处有，根小者如大蒜，大者如椀①，数十片相累，状如白莲花，故名百合，言百片合成也。"李时珍云："百合之根，以众瓣合成也，或云专治百合病②故名。"又云："其根如大

---

① 椀：音碗，同"怨"。《集韵·缓韵》载："怨，或作椀。"有两义，一指盛饮食等的用具；二指形状像碗的东西。

② 百合病：因七情郁结，或大病之后，心肺阴虚而生内热所致。症见神志不宁，沉默寡言，欲睡不能睡，欲行不能行，欲食不能食，似寒无寒，似热无热，口苦，尿黄等。治以滋阴清热为主。常用汤方有百合地黄汤、百合知母汤等。《金匮要略·百合狐惑阴阳毒病脉证治》载："百合病者，百脉一宗，悉致其病也。意欲食复不能食，常默默，欲卧不能卧，欲行不能行，欲食或有美时。或有不用闻食臭时，如寒无寒，如热无热，口苦小便赤，诸药不能治，得药则剧吐利，如有神灵者，身形如和，其脉微数。每溺时头痛者，六十日乃愈……百合病，发汗后者，百合知母汤主之。"

蒜,其味如山薯,故俗称蒜脑薯……此物花、叶、根皆四向,故曰强瞿①。凡物旁生谓之瞿。"又名强仇②。陶弘景云:"仇即瞿也,声之讹耳。"

百合本草溯源

《吴普本草》:百合,一名重迈。一名中庭。一名重匡。生冤朐及荆山。

《名医别录》:百合,无毒。主除浮肿,胪胀③,痞满,寒热,通身疼痛,及乳难喉痹肿,止涕泪。一名重箱,一名重迈,一名摩罗,一名中逢花,一名强瞿。生荆州。二月、八月采根,暴干。

《本草经集注》:百合,味甘,平,无毒……近道处处有,根如胡蒜,数十片相累,人亦蒸煮食之。乃言初是蚯蚓相缠结变作之,俗人皆呼为强仇,仇即瞿也,声之讹尔,亦堪服食。

《图经本草》:百合,生荆州川谷,今近道处处有之。春生苗,高数尺,秆粗如箭;四面有叶如鸡距,又似柳叶,青色,叶近茎微紫,茎端碧白;四、五月开红白花,如石榴觜而大;根如葫蒜,重叠生二、三十瓣。二月、八月采根,暴干。人亦蒸食之,甚益气。又有一种,花黄有黑斑细叶,叶间有黑子,不堪入药。

《本草纲目》:……叶短而阔,微似竹叶,白花四垂者,百合也。叶长而狭,尖如柳叶,红花,不四垂者,山丹也。茎叶似山丹而高,红花带黄而四垂,上有黑斑点,其子先结在枝叶间,卷丹也。卷丹以四月结子,秋时开花,根似百合。其山丹四月开花,根小少瓣。盖一类三种也。

综上所述,古代所用百合,来源于百合科多种植物的地下鳞茎,

---

① 瞿:音渠,通"衢"。表四通八达的道路。银雀山汉墓地竹简《孙子兵法·九地》."有瞿地,有重地,有泛地。"

② 仇:音求,表同类,同等。仇同"瞿"。

③ 胪胀:"胪",一是表皮肤。《说文解字·肉部》载:"胪,皮也。"段玉裁注:"今字皮肤从籀文作胪。肤行而胪废矣。"王筠句读:"人曰胪,兽曰皮。"二是指肚脐前部。《急就篇》载:"寒气泄注腹胪胀。"《广韵·鱼韵》载:"胪,腹前曰胪。"《素问·六元正纪大论》载:"心腹满热,胪胀,甚则胕肿。""胪胀"即腹部皮肤肿胀。

与现今商品流通品种相似。苏敬所言大花白者即为百合,细叶红花者为山丹。苏颂所言红花有黑斑点者为卷丹。这些描述与李时珍所言一致。现今临床所用百合,其常用的为百合科植物卷丹 *Lilium lancifolium* Thunb. 或百合 *Lilium brownii* F. E. Brown. var *viridulum* Baker. 或细叶百合 *Lilium pumilum* DC. 的地下鳞茎。

味甘平:《神农本草经》言百合性平味甘。《临床中药学》载百合性微寒,味甘。归肺、心经。《中国药典》2020 年版载百合性寒,味甘。归心、肺经。上述有一定的差异。

邪气腹胀心痛:"邪气",简称"邪"。《素问·通评虚实论》载:"邪气盛则实,精气夺则虚。""邪气",一是指与人体正气相对而言,泛指各种致病因素及其病理损害。《素问·评热病论》载:"邪之所凑,其气必虚。"二是指风、寒、暑、湿、燥、火六淫和疫疠之气等致病因素。因邪从外侵入人体致病,故又称外邪。

"腹胀",因湿热蕴结肝胆,或脾虚、气滞者,症见腹胀胁痛,口苦或口甘,或淡腻,小便黄赤,或见黄疸,舌苔黄腻,脉弦滑等。腹胀剧而腹部膨大者,称之为臌胀。《素问·玉机真脏论》载:"帝曰:愿闻五实五虚。岐伯曰:脉盛,皮热,腹胀,前后不通,闷瞀[1],此谓五实。脉细,皮寒,气少,泄利前后,饮食不入,此谓五虚。"

"心痛",又叫"真心痛",类似心绞痛。主要症状为心前区发作性绞痛,常兼有胸部憋闷感,甚则出现大汗,肢冷,发绀等现象。为区别于心窝部位疼痛(即胃脘痛,古文献又叫"心痛""心下痛")而故名。胃脘痛又称为"胃痛",因胃脘部近心窝处发生疼痛,所以又叫"心下痛"。多因长期饮食不节或精神刺激而发作。初则肝胃不和,胃气郁滞,久则气滞血瘀,损伤胃络,由气及血而成此证。

《金匮要略·胸痹心痛短气病脉证治》载:"夫脉当取太过不及,阳微阴弦,即胸痹而痛,所以然者,责其极虚也。今阳虚知在上焦,所以胸痹心痛者,以其阴弦故也。"《备急千金要方·心脏·心腹痛》说:"论曰:寒气卒客

---

[1] 闷瞀:"瞀",音茂,表迷惑不清之意。"闷瞀",即心中昏闷而神识不清。

于五脏六腑则发卒心痛,胸痹感于寒,微者为咳,甚者为痛为泄,厥心痛,与背相引,善瘈,如物从后触其心。身伛偻者,肾心痛也。厥心痛腹胀满,心痛甚者胃心痛也。厥心痛如以针锥刺其心;心痛甚者脾心痛也。厥心痛,色苍苍如死灰状,终日不得太息者,肝心痛也。厥心痛,卧若从心间痛,动作痛益甚,色不变者肺心痛也。真心痛,手足青至节,心痛甚,旦发夕死,夕发旦死。蛔心痛,心腹中痛,发作肿聚,往来上下行,痛有休止,腹中热,善涎出,是蛔咬也……"

利大小便:百合养阴润肺,善能润肠通便,又能利小便。故《神农本草经》言其有此功效。

补中益气:指补脾益气,又称为"培土生金"。"土"指脾,"金"指肺。培土生金指借五行相生之理论,用补脾益气的方药补益肺气的方法。临床上多用于咳嗽日久,痰多清稀,兼见食欲减退,大便溏泄,四肢无力,舌淡脉弱等肺虚脾弱证候。常用方剂为参苓白术散。

药物解读

《中华人民共和国药典》2020 年版一部收载:百合,为百合科植物卷丹 *Lilium lancifolium* Thunb. 或百合 *Lilium brownii* F. E. Brown. var *viridulum* Baker. 或细叶百合 *Lilium pumilum* DC. 的干燥肉质鳞叶。

【性味归经】性寒,味甘。归心、肺经。

【功能主治】养阴润肺,清心安神。用于阴虚燥咳,劳嗽咳血,虚烦惊悸,失眠多梦,精神恍惚。

【药材(饮片)鉴别要点】

药材呈长椭圆形,长 2~5cm,宽 1~2cm,中部厚 1.3~4mm,表面黄白色至淡棕黄色,有的微带紫色,有数条纵直平形的白色维管束。顶端稍尖,基部较宽,边缘薄,微波状,略向内弯曲。质硬而脆,断面较平坦,角质样。气微,味微苦。

注:百合除作药用外,国家已公布其为药食两用品种。

医籍论选

百合色白属金,味甘属土,昼开夜合,应天道之昼行于阳,夜行于阴,四向六合,应土气之达于四旁。主治邪气腹胀心痛者,邪气下乘于脾,则地气不升而腹胀。邪气上乘于肺，则天气不降而心痛。盖腹者脾之部，肺者心之盖也。利大小便者，脾气上升，肺气下降，则水津四布，糟粕营运矣。补中者，补脾。益气者，益肺也。

——清·张志聪《本草崇原》

百合气平，禀天秋平之金气，入手太阴肺经；味甘无毒，得地中正之土味，入足太阴脾经。气降味和，阴也。

肺主气，气逆则腹胀心痛，谓之邪者，盖非其位则为邪也；气平下降，所以主之。膀胱者州都之官，津液气化则出，肺主气，而与大肠为合，脾者又为胃行津液者也；百合甘平，平则气降，气化及于州都，则小便利。甘则脾润，脾行胃之津液，则大便利也。脾为中州，补中者味甘益脾也；肺主气，益气者气平肃肺也。

——清·叶天士《本草经解》

百合，味甘、微苦，微寒，入手太阴肺经。凉金泻热，清肺除烦。

百合凉金润燥，泻热消郁，消肃气分之上品。其诸主治，收涕泪，止悲伤，开喉痹，通肺痈，清肺热，疗吐血，利小便，滑大肠，调耳聋、耳痛，理胁痈、乳痈、发背诸疮。

——清·黄元御《长沙药解》

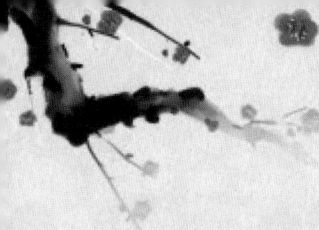

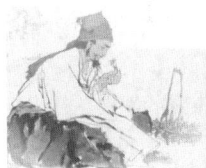

雌黄

【处方用名】雌黄——为硫化物类矿物雌黄 Orpiment. 的矿石，主含 As_2S_3

【经文】雌黄，味辛平。主恶创，头秃，痂疥。杀毒虫、虱，身痒，邪气诸毒。炼之，久服，轻身增年不老。生山谷。

本经要义

雌黄：曹元宇雌黄（Orpiment），主要成分为 As_2S_3。主治大抵与雄黄同，可以互代。雌黄古用以涂改书籍文字。自宋以来，医药上即已罕用。殆因其色不如雄黄之赤如鸡冠而不被重视耳。

雌黄本草溯源

《名医别录》：雌黄。味甘，大寒，有毒。蚀鼻中息肉，下部䘌疮①，身面白驳②，散皮肤死肌，及恍惚邪气，杀蜂蛇毒。久服令人脑满。

---

① 䘌疮："䘌"，音泥。虮虫。《集韵·职韵》："䘌，虫名。"《博雅》："䘌蟣，蝨也。"䘌疮，虮虫咬伤后感染成疮。

② 身面白驳：中医病名。又称白驳风，即白癜风，为局限性的皮肤色素脱失。多因风湿搏于皮肤，气血失和，血不荣肤而成。身体头面皮肤出现边缘清楚、大小不等的白色斑片，不痛不痒，发展缓慢。

雌黄，味辛平。主恶创，頭禿，痂疥。殺毒蟲、蝨，身癢，邪氣諸毒。煉之，久服，輕身增年不老。生山穀。

生武都①，与雄黄同山生。其阴山有金，金精熏则生雌黄，采无时。

按：雄黄与雌黄共生一处，颜色有别，其临床效用相似，所含成分相同，应是同一类矿物类药物。雌黄为柠檬黄，硬度小，加热后有蒜味。古代抄书校书常用雌黄来涂改文字，后来就称乱发议论为"妄下雌黄"；称不顾事实，随口乱说为"信口雌黄"。因雄黄、雌黄常共生，故有雌雄之说，比喻胜败高下，如"决一雌雄"。古代又指成对的物件，如雌雄剑。

《本草经集注》：雌黄，味辛、甘，平，大寒，有毒……今雌黄出武都仇池②者，谓为武都仇池黄，色小③赤。出扶南林邑者，谓昆仑黄，色如金，而以云母甲错，画家所重④。依此言，既有雌雄之名，又同山之阴阳，于合药便当以武都为胜，用之既稀，又贱于昆仑。《仙经》无单服法，唯以合丹沙、雄黄共飞炼为丹耳。金精是雌黄，铜精是空青，而服空青反胜于雌黄，其意难了也。

按：很显然，雄黄与雌黄共生，为同一药物也。因雌黄其色劣，已不用，只用雄黄，是为正。

雄黄、雌黄为共生药物，其鉴别意义给我们的启示：相似于现今临床中药中的红土苓、白土苓，为同一植物种，共生一处山，采挖于阳山者，为红土苓，采挖于阴山者为白土苓，意义相似也。

《图经本草》：雌黄生武都山谷，与雌黄同山，其阴山有金，金精熏则生雌黄。

《本草纲目》：雌黄生山之阴，故曰雌黄。《土宿本草》云：阳石气未足者为雌，已足者为雄，相距五百年而结为石。造化有夫妇之道，故曰雌雄。

按：雌黄、雄黄同类也。

---

① 武都：古代武都郡。一为西汉置，治所在今甘肃省陇南市西和县南，东汉徙治今甘肃省陇南市成县西。一为北魏置，治所在今甘肃省陇南市武都区东南。

② 仇池：古地名。现甘肃省陇南市成县以西。

③ 小：此处"小"，通"稍"。

④ 重：方言，意为"用"。

综上所述,《神农本草经》所载雌黄实为雄黄同类也,其产地、环境、临床性效均与雄黄相同。现临床极少用。

恶创:"创"通"疮",为疮之古字。"恶疮",中医病名,出自《刘涓子鬼遗方》。凡疮疡表现为焮肿痛痒,溃烂后浸淫不休,经久不愈者,统称为"恶疮"。一般由风热挟毒之气所致,亦可由外伤感染所致。

头秃:头部斑秃、白秃等。古称"癞痢",又名"癞头"。由风邪袭入头皮腠理,结聚不散;或由接触传染而发。本病多见于小儿。初起头皮上有灰白色屑斑,小如花癣,大如钱币,逐渐蔓延成片,毛发干枯断折,偶有瘙痒,久则发枯脱落,形成秃斑。

痂疥:"痂",伤口或疮口凝结成的硬东西,愈后脱落。"疥",即"疥疮",由风湿热邪郁结于皮肤,或接触传染所致。隋代巢元方在《诸病源候论》中已分辨出疥虫为其病原体。本病在手指缝最为多见,亦常见于肘窝、腋下、小腹、腹股沟、臀腿等处,甚则遍及全身。呈针头大小的丘疹和水疱,甚痒,故体表常见抓痕和结痂。以抓后有无滋水,又有干疥和湿疥之称。如因搔痒抓破皮肤引起继发感染化脓者,则称之脓窝疥。"痂疥"指结痂的疥疮。

杀毒虫、虱,身痒,邪气诸毒:均指由痂疥、虫虱等病邪所致之全身或局部瘙痒症状。雌黄(雄黄)可治之。

药物解读

雌黄为少用中药,有毒,主含三硫化二砷(As_2S_3)。本品呈不规则块状,薄片状或颗粒状。全体多呈柠檬黄色,表面橘黄色,具黄色条纹,有时带红色斑块。常覆盖一层黄色粉末,用指甲可刻画成痕。条痕鲜黄色。体重,质脆易碎。断面不平坦。结晶体呈柱状,半透明,有树脂样光泽,略显层状,可层层剥离,微有特异蒜样臭味,味淡。

【**性味归经**】性平,味辛。有毒。归肝、脾、肺经。

【**功能主治**】燥湿杀虫,解毒。用于疥癣,恶疮,祛腐蛇虫蜇伤,癫痫,寒痰咳喘,虫积腹痛等。

【**拓展阅读——人造雌黄**】

雌黄除天然雌黄矿物外,尚有人造雌黄。雄黄与硫黄(比例4:1)分别研成细末装入小陶罐中,扣盖铁碗,封固,碗上装满水,置火上煅炼,刊华物冷凝在盛水的碗底,为橘红色粉末,即雌黄,也名"小灵丹"。

【临床药师、临床医师注意事项】

1. 本品有毒,不宜内服,孕妇忌用。

2. 本品不宜火烘烤,以免氧化成剧毒三氧化二砷。

3. 本品为毒性中药。应严格按照《医疗用毒性药品管理办法》之有关规定使用。

医籍论选

雌黄与雄黄同产,雄黄生山之阳,雌黄生山之阴,一阴一阳,有似夫妇之道,故曰雌雄。李时珍曰:雌黄、雄黄同产,但以山阴山阳受气不同分别,服食家重雄黄,取其得纯阳之精也。雌黄则兼有阴气,故不重。若治病,则二黄之功,亦相仿佛,大要皆取其温中搜肝,杀虫解毒,祛邪焉尔。

愚按:雄黄、雌黄气味宜同,今雄黄曰苦平,雌黄曰辛平,须知雄黄苦平而兼辛,雌黄辛平而兼苦,气味之同,难以悉举,故彼此稍异,以俟人之推测耳。

——清·张志聪《本草崇原》

丹雄鸡

【处方用名】丹雄鸡——雉科 Pha-sianidae.

【经文】丹雄鸡，味甘微温。主女人崩中漏下，赤白沃，补虚，温中，止血，通神，杀毒辟不详。头主杀鬼，东门上者尤良。肪，主耳聋。肠主溺弱。肶胵，裹黄皮主泄利。尿（屎）白，主消渴伤寒，寒热。黑雌鸡，主风寒湿痹，五缓六急，安胎，翮羽主下血闭。鸡子主除热火疮痫痓，可作琥珀，神物。鸡白蠹肥脂。生平泽。

本经要义

丹雄鸡："鸡"，古字作"雞"，象形字。《说文解字诂林》引《殷虚文字》载："卜辞中诸鸡字，皆象形，高冠修尾，一见可别于他禽。"徐锴《说文解字系传》（《系传》）则口："鸡，稽也，能考时也。"鸡能报晓。《说文解字》载："鸡，知时畜也，从隹，奚声。"《玉篇·鸟部》谓其为"司晨鸟"。《荀子·儒效》载："夫是之谓上愚，曾不如好相鸡狗之叫以为名也。"鸡有"烛夜"之名。烛夜者，守夜伺晨之谓也。"丹"者，红也。"丹鸡"指红冠红毛之雄鸡。丹雄鸡为雉科动物家鸡 *Gallus gallus domesticus* Brisson. 的肉。

丹雄雞，味甘微溫。主女人崩中漏下，赤白沃，補虛，溫中，止血，通神，殺毒辟不詳。頭主殺鬼，東門上者尤良。肪，主耳聾。腸主溺弱。肶胵，裹黃皮主洩利。尿（屎）白，主消渴傷寒，寒熱。黑雌雞，主風寒濕痹，五緩六急，安胎。翮羽主下血閉。雞子主除熱火瘡癇痓，可作琥珀，神物。雞白蠹肥脂。生平澤。

丹雄鸡本草溯源

《吴普本草》:丹雄。一名载丹。扁鹊:辛。丹鸡卵,可作琥珀。

《名医别录》:丹雄鸡。微寒,无毒。主不伤之疮。

《本草经集注》:丹雄鸡,味甘,微温、微寒,无毒……乌雄鸡肉,微温。主补中,止痛……黑雄鸡,主治风寒湿痹,五缓六急,安胎。黄雌鸡,味酸、甘,平。主治伤中,消渴,小便数不禁……

按:陶弘景指出,鸡之品种甚多,均可入药。

《图经本草》:鸡……鸡之类最多,丹雄鸡,白雄鸡,白雄雌鸡……古今方书用之尤多。

按:所附药图"诸鸡",即今之家养鸡也。

《本草纲目》:鸡类甚多,五方所产,大小形色往往亦异……鸡虽属木,分而配之,则丹雄鸡得离火阳明之象;白雄鸡得庚金太白之象,故辟邪恶者宜之;乌雄鸡属木,乌雌鸡属水,故胎产宜之;黄雌鸡属土,故脾胃宜。

综上所述,古往今来,各种家养鸡均可入药。按中医属象,有所异耳。

药物解读

《中医大辞典》载:鸡肉为雉属动物家鸡 *Gallus gallus domesticus* Brisson. 的肉。

【性味归经】性温,味甘。归脾、胃经。

【功能主治】温中,益气,补精,填髓。主治虚劳羸瘦,病后体虚,食少纳呆,反胃,泻痢,消渴,水肿,小便频数,崩漏,温中止血,杀毒等。

医籍论选

鸡肉,专入肝,补虚温中,载之《本经》,不为不是。

——清·黄宫绣《本草求真》

诸鸡肉,味甘,温,无毒。主补虚辟邪,能发宿疾,不可多食。

丹雄鸡肉:味甘,微温,无毒。主女人崩中漏下赤白沃,通神,杀恶毒,辟不祥。补虚温中止血。能愈久伤乏疮不瘥者,补肺。

　　白雄鸡肉:味酸,微温,无毒、主下气,疗狂邪,按五脏伤中消渴。调中除邪,利小便,去丹毒。

　　黑雌鸡肉:味甘、酸,温,平,无毒。作羹食,治风寒湿痹,五缓六急,安胎。安心定志,除邪辟恶气,治血邪,破心中宿血,治痈疽排脓,补新血及产后虚,益色助气。治反胃及腹痛,踒折骨痛,乳痈。

　　黄雌鸡肉:味甘、酸、咸,平,无毒。主伤中消渴,小便数而不禁,肠澼泄痢,补益五脏绝伤,疗五劳,益气力。

　　乌骨鸡:味甘,平,无毒。主补虚劳羸弱。治消渴,中恶鬼击心腹痛,益产妇,治女人崩中带下,一切虚损诸病,大人小儿下痢噤口,并煮食饮汁,亦可捣和丸药。

——金·李杲《食物本草》

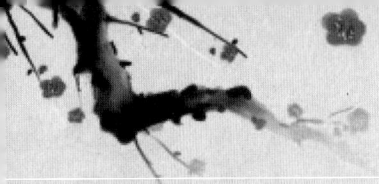

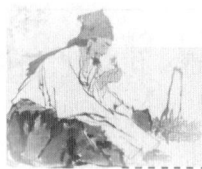

杜若，味辛微温。主胸脅下逆氣，溫中，風入腦戶，頭腫痛，多涕淚出。久服，益精，明目輕身。一名杜衡。生川澤。

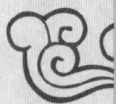

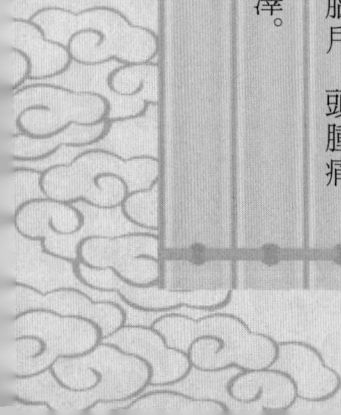

杜若

【处方用名】杜若——鸭跖草科 Commelinaceae.

【经文】杜若，味辛微温。主胸胁下逆气，温中，风入脑户，头肿痛，多涕泪出。久服，益精，明目轻身。一名杜衡。生川泽。

本经要义

杜若："杜"，音度。一是表"根"。《輶轩使者绝代语释别国方言》（简称《方言》）卷三载："蔜，杜，根也。东齐曰杜。"《广雅·释草》载："杜，根也。"二是表味涩。《方言》卷七载："杜，跻，涩也，赵曰杜。"郭璞注："今俗语通言涩如杜，杜梨子涩，因名之。"《广雅·释诂》载："杜，涩也。"三是表"宽大"。唐代《司马贞索隐》载："北，一作杜。杜者，宽大之名。"此处杜，表杜若的叶子宽大。

"若"，音弱。《说文解字》载："若，择菜也……一曰杜若，香草。"香草为杜若的省称。《楚辞·九章·惜往日》载："自前世之嫉贤兮，谓蕙若其不可佩。"洪兴祖补注："若，杜若也。""杜若"，为一种香草，叶子宽大，鉴别其同属（类）药物，香草之重要区别点也。

杜若本草溯源

《名医别录》：杜若，无毒。主治眩倒，目晥晥，止痛，除口臭气。久服令人不忘。一名杜莲，一名白莲，一名白苓，一名若芝。生武陵及宛朐。二月、八月采根，暴干。

《本草经集注》：杜若，味辛，微温，无毒……今处处有。叶似姜而有文理，根似高良姜而细，味辛香。又绝似旋覆根，殆欲相乱，叶小异尔。楚辞云：山中人兮芳杜若。此者一名杜衡，今复别有杜衡，不相似。

《图经本草》：杜若，生武陵川泽及冤句。今江湖多有之。叶似姜，花赤色，根似高良姜而小。辛味，子如豆蔻。二月、八月采根。暴干用。谨按：此草一名杜衡，而中品自杜衡条。杜衡，《尔雅》①所谓土卤者也。杜若，《广雅》②所谓楚衡者也，其类自别，然古人多相杂引用。《九歌》③云：采芳洲兮杜若。又《离骚》④云：杂杜衡与芳芷，王逸⑤辈皆不分别，但云香草也。古方或用，而今人罕使，故亦少有识之者。

按：苏颂所言："此草（杜若）一名杜衡，而中品自杜衡条。"其"中品自杜衡"，系指《神农本草经》所言"杜衡"条，即为马兜铃科植物细辛，并非杜若之别称"杜衡"。

---

① 《尔雅》：我国目前最早解释词义的专著，由汉学者缀辑同汉诸书旧文，递相增益而成。今本十九篇。是当今证词义和古代名物的重要资料。

② 《广雅》：训诂书。隋代避炀帝杨广讳，改名《博雅》，后复用原名。该书为研究古代词汇和训诂的重要内容。

③ 《九歌》：《楚辞》之一。关于它的来历，王逸认为是屈原仿南楚的民间祭歌创作的。朱熹认为是屈原对南楚祭歌的修正加工。"更定其词"（《楚辞集注》）。胡适则认为《九歌》乃古代"湘江民族的宗教歌舞"与"屈原传说绝无关系"（《读楚辞》）。

④ 《离骚》：《楚辞》之一，屈原的代表作。三百七十多句，二千四百多字，为中国古代最长的抒情诗。

⑤ 王逸：东汉文学家。字叔师，南郡宜城（今属湖北）人。安帝时为校书郎，顺帝时为官侍中。所作《楚辞章句》，是《楚辞》现存最早的完整注本，颇为后世学者重视。作有《赋谏书论》等二十一篇，又作《汉诗》百二十三篇，今多亡佚。为哀悼屈原而作的《九思》，存于《楚辞章句》中。原有集已散佚，明人辑有《王叔师集》。

《本草纲目》：杜若人无识者,今楚地山中时有之。山人亦呼为良姜,根似姜,叶亦辛……杜若乃神农上品,治足少阴,太阳诸证要药,而世不知用,惜哉。

按：李时珍所言杜若及古代文献所载杜若,即《中国高等植物图鉴》所载第7 621图杜若 *Pollia japonica* Thunb.。其地下根茎长而横走,似姜,根及全草入药,能治蛇、虫咬伤及腰膝疼痛,跌打损伤等。

胸胁：为前胸和两腋下肋骨部位的统称。《医宗金鉴·刺灸心法要诀》载："胸者,缺盆下,腹之上,有骨之处也。"《医宗金鉴·正骨心法要旨》载："其两侧自胸以下,至肋骨之尽处,统名曰胁。"

下逆气："下",表去掉,除掉。《周礼·秋官·司民》载："司民掌登万民之数……岁登下其死生。"郑玄注："下,犹去也。每岁更著生去死。"宋代罗大经《鹤林玉露》丙编卷一："盖酒后嚼之,则宽气下痰,余醒顿解。""逆气",即气机上逆,正气不得宣通,反而还聚于肺,肺则胀,而为咳逆。"逆",表反,倒着,颠倒。"下逆气",治疗气机上逆之症。

温中："中",指中焦脾胃。"温中"即温养脾胃。又为调理脾胃的方法。一般指脾胃虚寒,用温中祛寒法予以治疗。

风入脑户：指风邪侵入大脑,亦指头风病。

头肿痛：指风邪侵入大脑所致之头脑胀痛,亦指头部胀重不适等症。

多涕泪出："涕",鼻涕,五液(汗、涕、泪、涎、唾)之一,具有润泽鼻腔的作用。《素问·宣明五气》载："五脏化液:心为汗,肺为涕,肝为泪,脾为涎,肾为唾,是谓五液。"肺开窍于鼻,风寒犯肺则鼻寒流涕;肺气燥热,则鼻孔干涩甚或衄血;肺气虚寒,则常流清涕,即为多涕。泪出,即流眼泪。"泪",眼泪,五液之一,具有清洁和滋润眼球的作用。肝开窍于目,若非因悲泣而泪出者,多属病状,多与肝有关。

久服,益精,明目轻身：为道家养生理论,且杜若又为上品,故《神农本草经》言有此功效。

药物解读

中国科学院北京植物研究所《中国高等植物图鉴》：杜若 *Pollia japonica*

Thunb. 全草入药。治蛇、虫咬伤及腰痛。

《中药大辞典》载：竹叶莲为鸭跖草科植物竹叶花 *Pollia japonica* Thunb. 的根茎或全草。又名杜若。

【性味归经】性寒，味苦。入肺、胃、肝经。

【功能主治】清热解毒，活血，止痛，利水消肿。治疗肺热咳嗽，小便不通，淋沥作痛，腰膝疼痛，跌打损伤。

【用量】干品：15～30g；鲜品：30～100g。

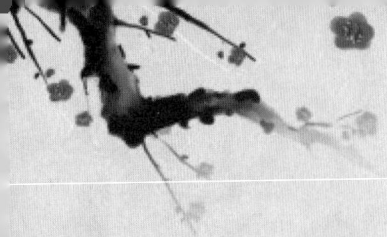

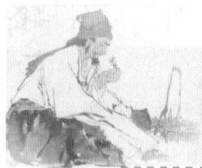

大人痊，仍自還神化。

髮髮，味苦溫。主五癃，關格不通，利小便水道，療小兒癇，

发髮

【处方用名】血余炭——人科 Hominidae.

【经文】发髮，味苦温。主五癃，关格不通，利小便水道，疗小儿痫，大人痓，仍自还神化。

本经要义

发髮："发"，头发，繁体字为"髮"。《说文解字》载："髮，根也。"《论衡·无行》载："人少则髮黑，老则髮白，白久则黄。"

"髢"，音必，指假发。《说文解字》："髢，髢①也。"《释名·释首饰》载："髢，被也，髮小者得以被助其髮也。髢，髯②，剔刑人之发为之也。"

李当之③曰：发髮是男童发。苏敬曰："此发髮

---

① 髢：音第。与"髢"通义。假发。《说文解字》载："髢，髢也。"又读 ti，音剃。剃发。《素问·缪刺论》载："髢其左角之髮方一寸，燔治，饮以美酒一杯，不能饮者灌之，立已。"

② 髯：音剃，剃发，泛指剃毛发胡须，也作剃。《说文解字》载："髯，髯髮也。"《集韵·屑韵》载："髯，剔髮也，或从弟。"髯：音剃，泛指剃毛须髯，也作剃。《说文解字》载："髯，髮也。大人曰髯；小人曰髯；尽及身毛曰。"髡：音昆，剃发。《说文解字》载："髡，发也。"明代朱孟震《西南夷风土记》载："夫死则髡其头，不再适。"

③ 李当之：三国时期医家，为华佗的弟子，对于药物学尤有研究。著有《李当之本草》一书，早佚。其内容存在于历代医药文献中。

根也,年久者用之神效。即发字误矣。既有乱发①及头垢,则阙发髲矣。"寇宗奭曰:"发髲,与乱发,自是两等。发髲味苦,即陈旧经年岁者,如橘皮皆橘也,而取其陈者。狼毒、麻黄、吴茱萸、半夏、枳实之类,皆须陈者,谓之六陈,入药更良。败蒲亦然,此用髲之义耳。今人谓之头髲。其乱发条中,自无用髲之义,此二义甚明。"李时珍曰:"发髲,乃剪髢②下发也。乱发,乃梳枇下发也。按许慎《说文》云:大人曰髡③,小儿曰鬌。"

发髲:即血余,为人之头发。血余炭,为人之头发经加工煅烧而成的碳化物。传统中医理论认为,发之生长和荣华之根源在于人之肾。《素问·上古天真论》载:"女子七岁,肾气盛,则齿更发长……肾气衰,则发堕齿槁。"《黄帝内经》又云:"肾之华在发。"滑寿注云:"水,出高原,故肾华在发,发者血之余,血者水之类也。"血余之名,盖出此义。

发髲本草溯源

《名医别录》:发髲,小寒,无毒。合鸡子黄煎之,消为水,治小儿惊热下痢。

《本草经集注》:发髲,味苦,温,小寒,无毒……李云是童男发。神化之事,未见别方。今俗中妪母为小儿作鸡子煎,用发杂熬良久得汁,与儿服去痰热,疗百病,而用发皆用其父梳头乱者尔。不知此发髲审是何物?且髲字书记所无,或作蒜音,人今呼斑发为蒜发。书家亦呼乱发为鬓,恐髲即是舜音也,童男之理,未或全明。

《本草纲目》:发者血之余,埋之土中,千年不朽,煎之至枯,复有液出。误食入腹变为瘕虫。煅治服饵,令发不白。此正神化之应验也。

---

① 乱发:乱发一药《本经》不载。首载于《名医别录》,其曰:"乱发,微温。主治咳嗽,五淋,大小便不通,小儿惊痫,止血鼻衄,烧之吹内立已。"

② 髢:同鬄,装衬的假发。《说文解字》载:"鬄,髲也。从髟,易声。髢或从也声。"《诗经·鄘风·君子偕老》载:"鬒发如云,不屑髢也。"郑玄笺:"髢,髲也。"孔颖达疏:"髢一名髲,故云'髲髢也'。《说文解字》云:髲,益发也。言已发少聚他人发益之。"鬒,音针。指头发黑而密。

③ 髡:音昆,指和尚。

综上所述,古今所用人发,均为煅用。正如李时珍所言:"入罐固济,煅存性用。"

五癃:中医病名,指五种泌尿系统疾病的统称。《灵枢·五癃津液别论》论述人体津液同源于水谷,输布全身,分别发挥着不同的功能作用,并将津液分为五类,即汗、溺、唾、泪、髓五液。其还指出五液代谢发生障碍后则可出现闭阻不通的为癃证。

关格:中医病证名。一是指小便不通与呕吐不止并见的病证。小便不通名关,呕吐不已名格。《寿世保元》载:"溺溲不通,非细故也,期朝不通,便令人呕,名曰关格。"此系癃闭的严重阶段,多由脾肾不足,水邪湿浊逗留,郁而化热上攻所致。二是指大便不通名内关,小便不通名外格,大小便都不通,名关格。《诸病源候论·大便病诸候·关格大小便不通候》载:"关格者,大小便不通也。大便不通谓之内关,小便不通谓之外格,二便俱不通,为关格也。由阴阳气不和,荣卫不通故也。阴气大盛,阳气不得荣之曰内关;阳气大盛,阴气不得荣之曰外格;阴阳俱盛,不得相荣,曰关格。"

痫:中医病名,是一种发作性神志异常的疾病,又名"胎病",俗名"羊痫风"。多由惊恐或情志失调,饮食不节,伤及肝、脾、肾,使风痰随气上逆所致。《诸病源候论·小儿杂诸病一·痫候》:"痫者,小儿病也。十岁已上为癫,十岁已下为痫,其发之状,或口眼相引,而目睛上摇,或手足掣纵,或背脊强直,或颈项反折……"

痓:音赤。一是指中医病名,同痉,以项背强直、口噤、四肢抽搐、角弓反张为主症。《灵枢·经筋》载:"其病足下转筋,及所过而结者皆痛及转筋。病在此者,主痫瘛及痓。"二是指中医病证名,筋强直不柔称为"痓",口噤而角弓反张称之为"痉"。《金匮要略·痉湿暍病脉证治》载:"太阳病,发热脉沉而细者,名曰痓,为难治。太阳病,发汗太多,因致痉。夫风病下之则痓,复发汗,必拘急。疮家虽身疼痛,不可发汗,汗出则痓。""太阳病,其证备,身体强,几几然脉反沉迟,此为痓。栝楼桂枝汤主之。"

药物解读

《中华人民共和国药典》2020年版一部收载:血余炭,为人发制成的炭化物。取头发,除去杂质,碱水洗去油垢,清水漂净,晒干,焖煅成炭,放凉。

【性味归经】性平,味苦。归肝、肾经。

【功能主治】收敛止血,化瘀,利尿。用于吐血,咯血,衄血,血淋,便血,崩漏,外伤出血,小便不利等。

【药材(饮片)鉴别要点】

血余炭呈不规则块状,大小不一。乌黑发亮,表面有多数细孔,如海绵状,质轻,质脆易断裂,断面呈蜂窝状。用火烧之有焦发气味。味苦。

医籍论选

发髲,近于头皮之发也。剪下者为整发,梳枥而下者为乱发。发髲以皂荚水洗净,入瓶内固济,煅存性用,谓之血余。《别录》复有乱发,大义与发髲相同,不必别出。

古之发髲,取男子年近二十岁已上,无疾患,颜貌红白者,从顶心剪下,煅研入丸药膏中用。今时以剃下短发入用,似于发字之义更合。

发者,血之余。血者,水之类。水精奉心,则化血也。又,《经》云:肾之合骨也,其荣发也。是发乃少阴心肾之所主,故气味苦温,苦者火之味,温者火之气也,水火相济,则阴阳和合,故主治五癃及关格不通。

又曰:利小便水道者,言禀肾气而益膀胱,则利小便。禀心气而益三焦,则利水道也。心虚则惊,肾虚则痉。发乃少阴心肾之所主,故疗小儿惊、大人痉。小儿天癸未至,故病惊;大人天癸已至,故病痉也。发髲炼服,能益水精而资血液,故曰:仍自还神化。谓仍能助水精而上奉心藏之神,以化其血也。凡吐血、衄血之证,皆宜用血余也。

——清·张志聪《本草崇原》

乱发,味苦,入足太阳膀胱,足厥阴肝经。利水通淋,泻湿行瘀。

《金匮》猪膏发煎(猪膏半斤,乱发如鸡子大三枚)。用之治诸黄疸,及女子阴吹,以其泻湿而行滞也。滑石白鱼散(滑石二分,乱发二分,烧,白鱼二分)。用之治小便不利,以其利水而通淋也。

发灰长于利水而善行血瘀,能止上下九窍之血,消一切痈肿,通女子经闭。童女发灰,治梦遗最神。烧灰存性,研细用。

——清·黄元御《长沙药解》

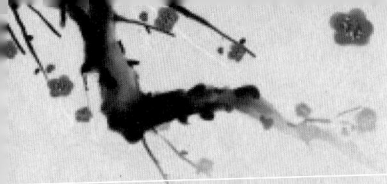

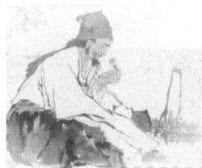

防己

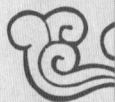

防己，味辛平。主風寒，溫瘧，熱氣，諸癇，除邪，利大小便。

一名解離，生川穀。

【处方用名】防己——防己科 Menispermaceae.

【经文】防己，味辛平。主风寒，温疟，热气，诸痫，除邪，利大小便。一名解离，生川谷。

本经要义

防己：原名"防巳"，后误作防己。

"巳"，音四，地支的第六位。又表时间段，巳时，上午9时至11时。"己"，ji，音挤，天干的第六位。现表示顺序第六位。"已"，yi，音以，表停止、已经。又同以。巳、己、已三字常误读、误写。在宋、元、明以前之本草文献中都作"防巳"，唯清代以后的一些本草和医药文献才逐渐改用"防己"用名。《说文解字》载："巳……故巳为蛇，象形。"《论衡》载："巳，火也，其禽蛇也。""巳"字篆文如蛇形，故"巳"可作"蛇"字解。"防巳"有防治蛇伤之义。

防己，"防"者，堤坝之谓也。《说文解字》载："防，堤也。"《周礼·地官·稻人》载："掌稼下地，以潴蓄水，以防止水。"郑玄注："防，猪（潴）旁堤也。""己"，解作"土"。"己"为天干的第六位。朱骏声《说文通训定声·颐部》载："己，《礼记·月令》：'中央土。其日戊己。'"古义十干配五方，戊己属中央，于五行属土，因以"戊己"代称土。夫防己者，以土筑成之堤坝也。防己有利水消肿之功能，多用于水肿脚气，小便不利，为治水之要药。清代张德裕《本草正义》载："名曰防己者，以脾为己土，喜燥恶湿。湿淫于内，则气化不行；而水失故道，为肿为疮，为脚气，皆己土受邪之病。而此能防堤之，是为古人命名之真义，非所谓名以其能者耶。"

防己本草溯源

防己之名始载于《神农本草经》，列为中品。《吴普本草》载："木防己……如葛茎，蔓延如苃，白根，外黄似桔梗，内黑文，如车辐解。"经本草文献考证，此防己并非防己科植物防己。实为马兜铃科植物马兜铃的根。商品中药材称为汉防己，亦是我国古代最早使用的防己。其后，历代本草文献均有汉防己和木防己之名。目前药材商品市场防己亦分为汉防己和木防己两大类。习惯所称汉防己，实际上是防己科植物防己 Stephania tetrandra S. Moore. ，而不是汉中防己 Aristolochia heterophylla Hemsl.（马兜铃科植物）。商品药材中之木防己则是真正的汉中防己，有时也包括防己科的木防己 Cocculus trilobus（Thunb.）DC.。另，汉防己者，则因其部分商品以汉口为集散地而故名。

陶弘景云："今出宜都（湖北省西北部）、建平（今四川省东南部），大而青白色虚软者为好。"《雷公炮炙论》载："凡使勿使木条，以其木条，己（《纲目》作色）黄、腥、皮皱，上有丁足子，不堪用。夫使防己，要心花文，黄色者然。"《本草品汇精要》载："防己以根大而有粉者为好。"以上论述之防己均为现今防己科植物粉防己 Stephania tetrandra S. Moore. 的干燥根。

《吴普本草》：木防己，一名解离，一名解燕。神农：辛。黄帝、岐伯、桐君：苦，无毒。李氏：大寒。如葛茎，蔓延如苃，白根，外黄似桔梗，内黑文，如车辐解。二月、八月、十月采根。

按：经本草文献考证，吴普所述木防己应是马兜铃科植物，非防己科植物。

《名医别录》：防己，味苦，温，无毒。主治水肿，风肿，去膀胱热，伤寒，寒热邪气，中风，手脚挛急，止泄，散痈肿、恶结，诸蜗疥癣，虫疮，通腠理，利九窍。文如车辐理解者良。生汉中。二月、八月采根，阴干。

《本草经集注》：防己,味辛、苦,平,温,无毒……今出宜都(今湖北省宜昌市)、建平(今重庆市巫山县),大而青白色,虚软者好,黯黑冰强者不佳。服食亦须之。是疗风水家要药尔。

按：陶弘景所言"大而青白色,虚软者好",是为粉防己。"黯黑冰强者不佳",是为木防己。"黯黑冰"应作"黯黑木"解。

《图经本草》：防己,生汉中(今陕西省汉中市,古属四川)川谷,今黔中(今贵州省)亦有之,但汉中出者,破之文作车辐解,黄实而,茎梗甚微,苗、叶小类牵牛,折其茎,一头吹之,气从中贯,如木通类(按：应为马兜铃科植物)。他处者青白虚软,又有腥气,皮皱,上有丁足子,名木防己。(按：应为防己科植物)。二月、八月采,阴干。

古代所用防己与称谓有两种情况

1. 防己　防己科植物粉防己 *Stephania tetrandra* S. Moore. 的干燥根。

2. 木防己

(1) 防己科植物木防己 *Cocculus trilobus* (Thunb.) DC. 的干燥根。

(2) 马兜铃科植物木防己 *Aristolochia heterophylla* Hemsl. 的干燥根。

汉防己与木防己(马兜铃科)相比较：木防己更加苦寒。近年来受马兜铃酸事件之影响,《药典》和全国统编教材《中药学》已取消木防己(马兜铃科)临床应用,不再入药。

味辛平：《神农本草经》载：防己,性平,味辛。《临床中药学》载：防己,性寒,味苦、辛。归膀胱、肺经。《中华人民共和国药典》载：防己,性寒,味苦。归膀胱、肺经。古今差异较大。

风寒：风邪和寒邪的合称。临床表现为恶寒重,发热轻,头痛、身痛、鼻塞流涕、舌苔薄白、脉浮紧等。

温疟：疟病之一。《素问·疟论》载："帝曰：先热而后寒者何也? 岐伯曰:此先伤于风而后伤于寒,故先热而后寒也,亦以时作,名曰温疟。"

热气:也谓热邪。六淫中与火同一属性的致病因素。《素问·五运行大论》载:"南方生热,热生火,火生苦,苦生心,心生血,血生脾。其在天为热,在地为火,在体为脉,在气为息,在脏为心。其性为暑……其色为赤。"其致病特点是出现热性阳性的实证。如发热则息粗、红肿、焮痛、便秘等。《灵枢·刺节真邪》载:"阳胜者则为热,阴胜者则为寒。"

诸痫:是一种发作性神志异常的疾病。又名胎病。《素问·大奇论》载:"心脉满大,痫瘛筋挛……二阴急为痫厥。"古代"痫""癫"二字通用,故痫亦称癫(详见《景岳全书·癫狂痴呆》)。

除邪:指除上文"风寒,温疟,热气,诸痫"等病邪。

利大小便:防己既能泻下,又能利小便。防己性寒味苦、辛。苦寒降泻,利水消肿。故《神农本草经》言"利大小便"。

药物解读

《中华人民共和国药典》2020 年版一部收载:防己,为防己科植物粉防己 *Stephania tetrandra* S. Moore. 的干燥根。

【**性味归经**】性寒,味苦。归膀胱、肺经。

【**功能主治**】祛风止痛,利水消肿。用于风湿痹痛,水肿脚气,小便不利,湿疹疮毒等。

【**鉴别要点**】

1. 药材鉴别

防己药材呈不规则圆柱形、半圆柱形或块状,多弯曲,长 5~10cm,直径 1~5cm。表面淡灰黄色,在弯曲处常有深陷横沟而成结节状的瘤块样。(形似"猪大肠"。)体重,质坚实,断面平坦,灰白色,富粉性,有排列较稀疏的放射状纹理。气微,味苦。

2. 饮片鉴别

饮片呈横切类圆形或半圆形的厚片,片厚约 4mm,外表皮淡灰黄色。切面灰白色,粉性,有稀疏的放射状纹理(形似"蜘蛛网纹")。气微,味苦。

【**拓展阅读——中药饮片鉴别专用术语**】

1. 猪大肠　猪大肠特指防己药材屈曲不直,有深陷横沟而成结节状瘤块样,形似猪大肠。

2. 蜘蛛网纹　　蜘蛛网纹特指粉防己饮片切面之特殊网纹,其木质部维管束呈稀疏的放射状排列,导管旁有纤维及薄壁细胞均木化,形如"蜘蛛网"而故名。

医籍论选

防己气味辛平,色白纹黑,禀金水相生之气化。其茎如木,木能防土,己者土也,故有防己之名。主治风寒温疟热气者,风寒之邪,藏于肾脏,发为先热后寒之温疟。温疟者,热气有余之疟也。《经》云:温疟者,先热后寒,得之冬中于风寒,此病藏于肾。防己启在下之水精而输转于外,故治风寒温疟热气也。

诸痫除邪者,心包受邪,发为牛马猪羊鸡诸痫之证。防己中空藤蔓,能通在内之经脉,而外达于络脉,故治诸痫除邪也。利大小便者,土得木而达,木防其土,土气疏通,则二便自利矣。

愚按:防己气味辛平,茎空藤蔓,根纹如车辐,能启在下之水精而上升,通在内之经脉而外达,故《金匮要略》云:膈间支饮,其人喘满,心下痞坚,面色黧黑者,其脉沉紧,得之数十日,医吐下之,不愈,木防己汤主之。又云:风水脉浮身重,汗出恶风者,防己黄芪汤主之。皮水为病,四肢肿,水气在皮肤中,四肢聂聂动者,防己茯苓汤主之。《千金方》治遗尿小便涩,三物木防己汤主之。而李东垣有云:防己乃下焦血分之药,病在上焦气分者,禁用。试观《金匮》诸方所治之证,果在气分乎? 血分乎? 抑在上焦乎? 下焦乎? 盖防己乃行气通上之药,其性功与乌药、木通相类,而后人乃以防己为下部药,不知何据。

——清·张志聪《本草崇原》

防己,味苦、辛,性寒。入足太阴脾、足太阳膀胱经。泻经络之湿邪,逐脏腑之水气……汉防己泻经络之湿淫,木防己泻脏腑之水邪。凡痰饮内停,湿邪外郁,皮肤黑黄,膀胱热涩,手足挛急,关节肿痛之证,悉宜防己。

——清·黄元御《长沙药解》

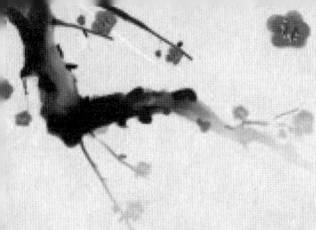

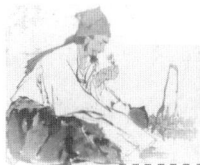

飞廉

飛廉，味苦平。主骨節熱，脛重酸疼。久服令人身輕。一名飛輕。生川澤。

【处方用名】飞廉——菊科 Compositae.

【经文】飞廉，味苦平。主骨节热，脛重酸疼。久服令人身轻。一名飞轻。生川泽。

本经要义

飞廉：始载于《神农本草经》，列为上品。李时珍云："飞廉，神禽之名也。其状鹿身豹文，雀头蛇尾，有角，能致风气，此草附茎有皮如箭羽，复疗风邪，故有飞廉、飞雉、飞轻诸名。"李时珍对飞廉的植物形态和药材的鉴别要点描述得非常形象和精当。李氏所述飞廉与现今《中国高等植物图鉴》第二册第 6 629 图飞廉 *Carduus crispus* L. 相一致。临床医师和临床药学人员须掌握此特征和鉴别要点，对精准用药、精准处方、精准调配非常重要。

飞廉本草溯源

《名医别录》：飞廉，无毒。主治头眩顶重，皮间邪风①如蜂螫针刺，鱼子细起②，热疮，痈疽，痔，湿痹，止风邪，咳嗽，下乳汁。久服益气，明目，不老。可煮，可干。一名漏芦，一名天荠，

---

① 皮间邪风：指病邪入侵腠理，尚未深入到脏腑经络。
② 鱼子细起：指皮肤出现"鸡皮疙瘩"。

一名伏猪，一名伏兔，一名飞雉，一名木禾。生河内①。正月采根，七月、八月采花，阴干。

按：《名医别录》未见飞廉植物形态描述，但已明确指出，飞廉在古代以根和花序入药。

《本草纲目》载飞廉治疗：头眩顶重，皮间邪风，如蜂螫针刺，鱼子细起，热疮痈疽痔，湿痹……疳蟨蚀口②。李时珍又言：葛洪《抱朴子》书，言飞廉单服可轻身延寿。又言服飞廉煎，可远涉疾行，力数倍于常。《本经》《别录》所列亦是良药，而后人不知，何哉？

按：飞廉为菊科飞廉 *Carduus crispus* L. 的全草和根，然现今知之者甚少，甚为可惜。

综上所述，古今所用飞廉品种和入药部位基本一致。

骨节热：骨节，即指骨关节。"骨节热"，泛指骨节间疼痛，发热很厉害。属"痹证"范畴。

胫重酸痛："胫"，音竟。一是泛指小腿部(自膝部以下，足部以上)。二是指"胫骨"的简称。"胫重"，指小腿疼痛沉重。"胫重酸痛"与上文"骨节热"，均指风寒湿之气杂至之各种痹证疼痛。

久服令人身轻：为道家养生理论。又飞廉为上品，故《神农本草经》言有此功效。

药物解读

《中药大辞典》收载：飞廉，为菊科飞廉属植物丝毛飞廉 *Carduus crispus* L. 或节毛飞廉 *Carduus acanthoides* L. 的全草或根。

【性味归经】性凉，味微苦。归肝经。

---

① 河内：郡名。楚汉时置。治所在怀县(今河南省武陟县西南)，辖境相当于今河南黄河以北，京汉铁路以西地区。西晋移治野王(今沁阳市)，辖境渐小。

② 疳蟨蚀口：古病名，即中医疳湿疮，又称为疳湿疳蟨、湿蟨。指小儿因脾胃虚弱，运化不力，湿浊内停，引动肠虫蛔虫，动而侵蚀五脏所致口鼻齿龈生疮，心中懊恼，肛门烂痒或便痢脓血，甚者食不知味，精神恍惚，咽喉生疮，渐至危殆等病证。如《备急千金要方》载："小儿疳湿疮，灸第十五椎侠脊两傍七壮。未差，加七壮。"

【功能主治】清热,利湿,凉血,散瘀。治疗感冒咳嗽,淋证,白浊,白带,风湿痹痛,尿血,衄血,月经过多,跌打损伤,疔疮疔肿,痔疮等症。

【药材鉴别要点】

直立草本,高 50~120cm,主根肥厚,茎圆柱形,具纵棱,并附有绿色的翅,翅有针刺,质脆断面髓部白色,常呈空洞状。叶椭圆状披针形,羽状深裂,裂片边缘具刺。叶面绿色,具细毛,叶背面具蛛丝状毛。头状花序干缩,总苞钟形,黄褐色,苞片数层,浅状披针形,先端长尖成刺向外反卷,内层苞片膜质,带紫色。花紫红色,冠毛刺状,黄白色。气微,味微苦。

医籍论选

性凉,味甘,无毒,入肝经。凉血散瘀,止血消肿。主治吐血,衄血,血崩,尿血,外伤出血及疮肿等症。

——《陕西中药志》

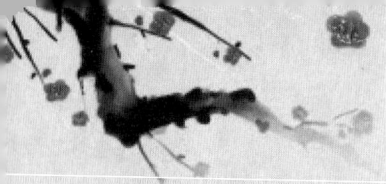

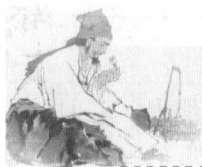

蜂子

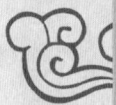

【处方用名】 蜂子——蜜蜂科 Apidae.

【经文】 蜂子,味甘平。主风头,除蛊毒,补虚羸,伤中。久服,令人光泽,好颜色,不老。大黄蜂子,主心腹胀满痛,轻身益气。土蜂子,主痈肿。一名蜚零。生山谷。

本经要义

蜂子:"蜂",音风,通"蠭"。一是比喻成群,众多。《汉书·中山靖王刘胜传》载:"今臣壅阏不得闻,谗言之徒蜂生。"二是特指蜜蜂。曹元宇云:"蜂子乃蜜蜂之幼虫,色尚白而头足未成者也。"

蜂子本草溯源

《名医别录》:蜂子,微寒,无毒。主治心腹痛,大人小儿腹中五虫吐出者,面目黄。久服轻身益气。大黄蜂子,主治干呕。土蜂子,治嗌痛。生武都。

《本草经集注》:蜂子,味甘,平、微寒,无毒……前直云蜂子,即应是蜜蜂子也,取其未成头足时炒食之。又酒渍以敷面,令面悦白。黄蜂则人家屋上者及瓳瓝①蜂也。

---

① 瓳瓝:"瓳",音沟。即王瓜。《广雅·释草》载:"瓳,王瓜也。"《集韵·侯韵》载:"瓳,王瓜也。""瓝",音楼。瓝,王瓜。

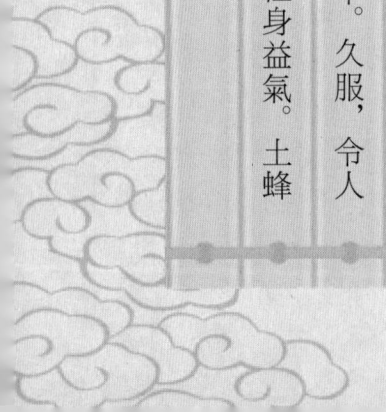

子,主癰腫。一名蜚零。生山谷。

光澤,好顏色,不老。大黃蜂子,主心腹脹滿痛,輕身益氣。土蜂

蜂子,味甘不。主風頭,除蠱毒,補虛羸,傷中。久服,令人

> **按**：陶弘景已明确认定《神农本草经》所载之蜂子，为蜜蜂之幼虫。
>
> 《图经本草》：蜂子即蜜蜂子也。在蜜脾中如蛹而白色。大黄蜂子即人家屋上作房及大小木间，㼏瓠蜂子也……凡用蜂子，并取头足未成者佳。
>
> 《本草纲目》：蜂子，即蜜蜂子未成时白蛹也。《礼记》有雀、鷃、蜩、范，皆以供食。则自古食之矣。
>
> 综上所述，《神农本草经》所载蜂子，即蜜蜂之幼虫。

风头：又称头风。一是指头部受风邪之症的总称，包括头痛、眩晕、口眼喎斜、头痒多屑等各种证候。二是指头痛经久不愈，时作时止者。明代方隅《医林绳墨》载："浅而近者，名曰头痛，深而远者，名曰头风。"

风头多由风寒或风热侵袭，以及痰瘀郁遏头部经络所致。其症头痛反复发作，痛势一般较剧，兼证不一。如兼目痛，甚至失明；或兼见鼻流臭涕；或兼见恶心，眩晕耳鸣；亦可兼见头部麻木或项强。头风痛在一侧者名偏头风。两太阳连脑痛者名夹脑风。又如痰厥头痛、肾厥头痛、湿热头痛等，多有经久不愈者，亦属头风。

蛊毒：参阅白兔藿"本经要义"之"蛊毒"解。可互参。

虚羸："虚"指身体虚弱。"羸"lei，音雷。①表瘦瘠。《说文解字》载："羸，瘦也。"朱骏声《说文通训定声》载："本训当为瘦羊，转而言人耳。"《国语·楚语》载："民之羸馁，日已甚矣。"韦昭注："羸，瘠也。"《汉书·邹阳传》载："今夫天下布衣穷居之士，身在贫羸。"颜师古注："衣食不充，故羸瘦也。"②表衰弱。《玉篇·羊部》载："羸，弱也。""虚羸"指身体虚弱、消瘦、不健康。

伤中："中"指中焦脾胃，中气。伤中指脾胃损伤，中气虚弱。

久服，令人光泽，好颜色，不老：为道家养生理念。本品又为《神农本草经》上品，故有此说。

药物解读

《中药大辞典》收载：蜜蜂子，为蜜蜂科昆虫中华蜜蜂 *Apis cerana* Fabricius 等的幼虫。

【性味】性平,味苦。

【功能主治】祛风,解毒,杀虫。治疗头风,麻风,丹毒,风疹,虫积腹痛,妇女带下等。

医籍论选

蜂子,主丹毒,风疹,腹内留热,大小便涩,去浮血,妇人带下,下乳汁,此即蜜房中白如蛹者,其穴居者,名土蜂,最大蜇人至死。其子亦大白,功用同蜜蜂子也。

——唐·陈藏器《本草拾遗》

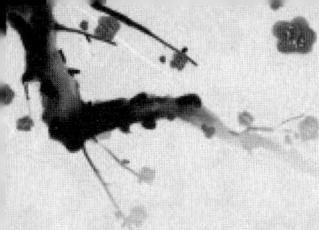

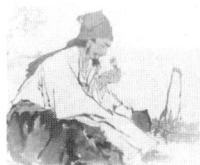

肤青

【处方用名】肤青——碳酸盐类矿物蓝铜矿 Azurite. 的矿石。

【经文】肤青,味辛平。主蛊毒,及蛇、菜、肉诸毒,恶创。生川谷。

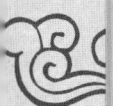

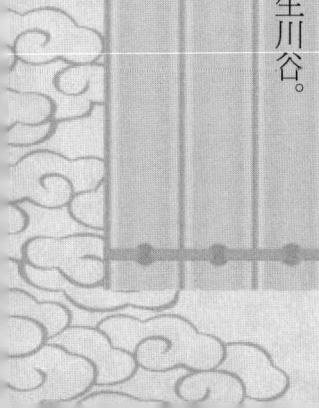

本经要义

肤青本草溯源

《名医别录》:肤青,味咸,无毒。不可久服,令人瘦。一名推青,一名推石。生益州。

《本草经集注》:肤青,味辛、咸,平。无毒……俗方及《仙经》并无用此者,亦相与不复识。

按:《吴普本草》不载此药。陶弘景不识此药。故无解读内容。李时珍亦不识肤青,故在《本草纲目》矿石类药物"白青"附录项原文转引《别录》和《本草经集注》文:"绿肤青《别录》曰:味辛、咸,平,无毒。主蛊毒及蛇菜肉诸毒,恶疮。不可久服,令人瘦。一名推青,一名推石。生益州山谷。"

综上所述,可以推断:一、肤青是矿石类药物无疑;二、肤青与白青、绿青、扁青、曾青

膚青,味辛平。主蠱毒,及蛇菜肉諸毒,惡創。生川谷。

等同类,均为碳酸盐类矿物蓝铜矿,因产地和环境不同,而颜色有差异耳。

蛊毒:参阅白兔藿"本经要义"之"蛊毒"解。可互参。

恶创:"恶",古字"惡""惡"的简写体。《宋元以来俗字谱·心部》作"惡"。《列女传》作"惡"。现通写作"恶"。"创",通"疮",为其古字。"疮",指皮肤或黏膜上的溃烂处。《正字通·刀部》载:"创,又病也。通作疮。"《礼记》载:"身有疡则浴,首有创则沐。"《论衡·幸偶》载:"气结阏积,聚为痈;溃为疽创,流血出脓。""恶创",即"恶疮",中医病名。凡疮疡表现为焮肿痛痒,溃烂后浸淫不休,经久不愈者,统称为恶疮。一般由风热挟湿毒之气所致。古代"创""疮",还表示因金属刀伤、毒箭所伤之感染。

药物解读

肤青,为矿物类药,自宋代以后,本草文献极少记载,现已绝用,有待研究。

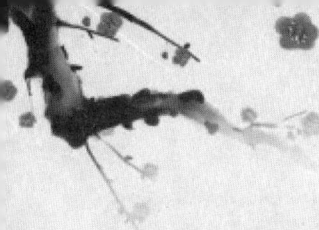

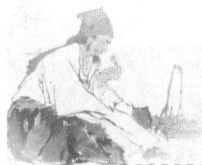

伏翼

【处方用名】 蝙蝠——蝙蝠科 Vespertilionidae.

【经文】 伏翼,味咸平。主目瞑,明目,夜视有精光。久服令人喜乐,媚好,无忧。一名蝙蝠。生川谷。

本经要义

伏翼:《尔雅》载:"蝙蝠,伏翼。"《说文解字》载:"蝙,蝙蝠,服翼也。"《方言》[①]又有飞鼠、老鼠、仙鼠等名。

伏翼本草溯源

《吴普本草》:伏翼,或生人家屋间,立夏后阴干,治目瞑,令人夜视有光。

《名医别录》:伏翼,无毒。主痒痛,治淋,利水道。生太山及人家屋间。立夏后采,阴干。

《本草经集注》:伏翼,味咸平,无毒……

---

① 《方言》:全称《輶轩使者绝代语释别国方言》。为我国第一部对方言词汇进行研究的专著,独创个人实际调查的语言研究方法和经典著作。对研究古代地域、风土人情,特别是对研究《伤寒杂病论》经药、经方,药物的加工炮制解读非常重要。作者杨雄(公元前53—公元18),西汉蜀郡郫县人。西汉管史,学者,是汉代道家思想的继承者和发扬者,著书颇多。

伏翼,味咸平。主目瞑,明目,夜视有精光。久服令人喜乐,

媚好,无忧。一名蝙蝠。生川谷。

伏翼目及胆，术家用为洞视法，自非白色倒悬者，亦不可服之也。

《图经本草》：伏翼，蝙蝠也。出泰山川谷及人家屋间，立夏后采，阴干用。天鼠屎即伏翼屎也。出合浦山谷。十月、十二月取。苏恭引《方言》：伏翼一名仙鼠，故知一物。又云：仙鼠在山孔中，食诸乳石精汁，皆千岁。头上有冠淳白，大如鸠、鹊，其大如鹑，未白者皆已百岁，而并倒悬倒悬其石乳中……然今蝙蝠多生古屋中，白而大者盖稀有，屎亦有白色者，料其出乳石处，山中生者当应如此耳。

按： 苏颂已说明蝙蝠不止一种，其生活习性多为山中岩穴倒悬，与现今蝙蝠生活习性相符。

《本草纲目》：伏翼，《尔雅》作服翼，齐人呼为仙鼠，《仙经》列为肉芝……伏翼形似鼠，灰黑色。有薄肉翅，连合四足及尾如一。夏出冬蛰，日伏夜飞，食蚊蚋①。自能生育，或云鼍②虺化蝠，鼠亦化蝠，蝠又化魁蛤，恐不尽然。生乳穴③者甚大。

按： 蝙蝠有毒，不能内服。李时珍对古代文献食蝙蝠可长寿给予批评："蝙蝠性能泻人，故陈子真等服之皆致死。观后治金疮方，皆致下利，其毒可知。《本经》谓其无毒，久服喜乐无忧，《日华》云久服解愁者，皆误后世之言。适足以增忧益愁而已。治病可也，服食不可也。"

李时珍对蝙蝠的形态和生活习性描述，详加注解，非常精当。

综上所述，古代文献所言"伏翼"，即现今多种蝙蝠。

目瞑： "瞑"，音明，表眼睛昏花。《字汇·目部》载："瞑，目不明。"《荀子》载："酒食声色之中，则瞒瞒然，瞑瞑然。"王先谦集解："瞑瞑，视不审之貌。""目瞑"，即视物昏花。

---

① 蚋：音锐，异体字为"蜹"，指蚊虫。《说文解字·虫部》载："蜹，秦、晋谓之蜹，楚谓之蚊。"《尔雅·释虫》载："蠓，蠛蒙。"郭璞注："小虫似蚋，喜乱飞。"唐代陆德明《释文》引作"蜹"，其云："蜹，又作蚋，字同。"

② 鼍：音驼。扬子鳄，亦称鼍龙、猪婆龙。《说文解字》载："鼍，水虫，似蜥易，长大。"扬子鳄，体长丈余，背部、尾部有角质鳞甲，穴居于江河岸边和湖沼底部。力大，性贪睡。为我国特有动物。

③ 乳穴：指生长钟乳石的崖洞。

明目,夜视有精光:表视力很佳,具有夜视功能。

喜乐,媚好,无忧:详见旋花"本经要义"之"媚好"解。可互参。

药物解读

《中药大辞典》收载:蝙蝠,为蝙蝠科动物蝙蝠 *Vespertilio superans Thomas* 的干燥全体。

【**功能主治**】治疗久咳上气,久疟,瘰疬,金疮内漏,小儿魃病,惊风等。本品为极少用药物。

医籍论选

伏翼,味咸平。主目瞑,明目;夜视有精光。存养肝经阴气之精。久服,令人喜乐媚好无忧。肝气和则乐。凡有翼能飞之物,夜则目盲。伏翼又名天鼠,即鼠类也,故日出则目瞑而藏,日入则目明而出,乃得阴气之精者也。肝属厥阴,而开窍于目,故资其气以养肝血,而济目力,感应之理也。物有殊能,必有殊气,皆可类推。

——清·徐大椿《神农本草经百种录》

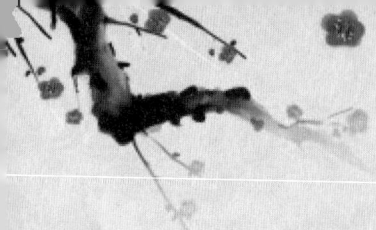

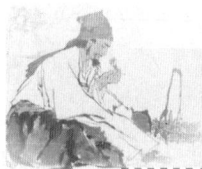

乾漆，味辛溫，無毒。主絕傷，補中，續筋骨，填髓腦，安五藏，五緩六急，風寒濕痹。生漆去長蟲。久服，輕身耐老。生川谷。

干漆

【处方用名】干漆——漆树科 Anacardiaceae.

【经文】干漆，味辛温，无毒。主绝伤，补中，续筋骨，填髓脑，安五脏，五缓六急，风寒湿痹。生漆去长虫。久服，轻身耐老。生川谷。

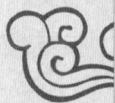

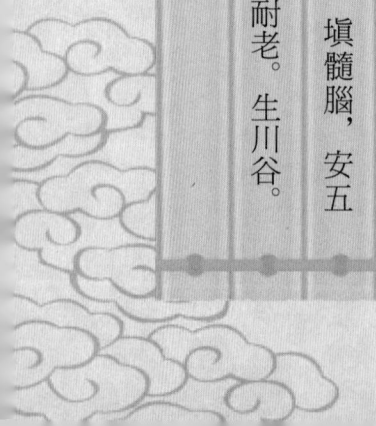

本经要义

干漆："漆"，漆树。其树汁为工业涂料。清代段玉裁《说文解字注·桼部》载："木汁名桼，因名其木曰桼。今字作漆。而桼废矣。""漆，水名，非木汁也。"《玉篇·桼部》载："桼，木汁，可以髹物，今为漆。"

"桼"为"漆"之初字，从"木"；后从"氵"而为"漆"。

李时珍云："许慎《说文》云：漆本作桼，木汁可以髹物，其字象水滴而下之形也。"本品为漆树树脂的干燥品，故名干漆。以陈久者为良，故称陈漆、陈漆渣。旧时商品多收集漆缸壁或缸底部黏结的干渣入药，故称之漆渣、漆底、漆脚、漆滓等。

干漆本草溯源

干漆首载于《神农本草经》，列为上品。而《吴普本草》在龙骨条载："龙角（骨）畏干漆、蜀椒、理石。"

《名医别录》：干漆，有毒。主治咳嗽，消瘀血，痞结，腰痛，女子疝瘕，利小肠，去蛔虫。生汉中。夏至后采，干之。

《本草经集注》：干漆，味辛，温，无毒、有毒。主治绝伤，补中……今梁州漆最胜，益州亦有，广州漆性急易燥。其诸处漆桶上盖里，自然有干者，状如蜂房，孔孔隔者为佳。生漆毒烈，人以鸡子白和服之，去虫。犹有齧①肠胃者，畏漆人乃致死。外气亦能使身肉疮肿，自别有疗法。仙方用蟹消之为水，炼服长生。

《图经本草》：干漆、生漆，出汉中川谷。今蜀、汉、金、峡、襄、歙州皆有之。木高三二丈，皮白。叶似椿，花似槐，子若牛李，木心黄。六月、七月以竹筒钉入木中取之。崔豹《古今注》曰，"以刚斧斫其皮开，以竹管承之，汁滴则成漆"是也。干漆，旧云用漆桶中自然干者，状如蜂房，孔孔隔者。今多用筒子内干者，以黑如瑿，坚若铁石为佳。

按：苏颂对漆原植物的描述以及漆的割去技艺，与现今漆的基原和民间生漆的制取相一致。

味辛温：《神农本草经》言：干漆，性温，味辛。《中国药典》载：干漆，性温，味辛；有毒。古今认识一致。

绝伤：指跌打损伤。详见栝楼根"本经要义"之"绝伤"解。可互参。

补中：指补脾益气，补中焦脾胃。"中"指"中焦"。"中焦"即指脾胃，也包括补肺气。

续筋骨，填髓脑：与前文"补中"相关。人身五脏六腑之气，均为肺所主，而米自中焦脾胃水谷之精，输布全身，能使筋骨强健，髓脑充满。

安五脏："五脏"，即心、肝、脾、肺、肾的统称。与前文"补中"相关。肺气与脾胃之精气，能荣养全身，故言"安五脏"。

五缓：也谓"五迟"，即小儿立迟、行迟、发迟、齿迟、语迟。有时又谓五软，即头软、项软、手足软、肌肉软、口软等。以上均属五缓范畴，亦即幼儿发育迟缓。

---

① 齧：音聂，侵蚀。

六急:又称"六极"。《诸病源候论·虚劳病诸候·虚劳候》载:"六极者,一曰气极,令人内虚,五脏不足,邪气多,正气少,不欲言。二曰血极,令人无颜色,眉发堕落,忽忽喜忘。三曰筋极,令人数转筋,十指爪甲皆痛。苦倦不能久立。四曰骨极,令人酸削,齿苦痛,手足烦疼,不可以立,不欲行动。五曰肌极,令人羸瘦无润泽,饮食不为肌肤。六曰精极,令人少气噏噏然,内虚;五脏气不足,发毛落,悲伤喜忘。"这些均与前文"补中,续筋骨,填髓脑,安五脏"有关。

风寒湿痹:指风痹、寒痹、湿痹的合称。《素问·痹论》载:"黄帝问曰:痹①之安生?岐伯对曰:风寒湿三气杂至,合而为痹也。其风气胜者为行痹②,寒气胜者为痛痹③,湿气胜者为著痹④也。"

长虫:古称蚘虫,也即绦虫一类寄生虫。《诸病源候论·小儿杂病诸候·三虫候》载:"三虫者,长虫、赤虫、蛲虫也。为三虫,犹是九虫之数也。长虫,蚘虫也,长一尺,动则吐清水而心痛,贯心即死。"

久服,轻身耐老:为道家养生理论。干漆又为上品。故《神农本草经》言此功效。干漆有毒,为少用中药,不必深究。

药物解读

《中华人民共和国药典》2020年版一部收载:干漆,为漆树科植物漆树 *Toxicodendron vernicifluum*(Stokes)F. A. Barkl. 的树脂经加工后的干燥品。

【性味归经】 性温,味辛;有毒。归肝、脾经。

【功能主治】 破瘀通经,消积杀虫。用于瘀血经闭,癥瘕积聚,虫积腹痛等。

【鉴别要点】

药材鉴别

药材呈不规则块状,黑褐色或棕褐色,表面粗糙,有蜂窝状细小孔洞或

---

① 痹,闭也。气血闭阻不通之意。中医理论认为,痹为气血被病邪闭阻,运行不畅所引起的病变。

② 行痹:指因感受风邪而出现肢体关节疼痛,痛处游走不定的痹证。又称风痹。

③ 痛痹:指因感受寒邪而出现肢体关节疼痛剧烈,痛有定处,得热痛减的痹证。又称谓寒痹,也即痛风。

④ 著痹:指因感受湿邪而出现肢体关节沉重酸痛,或有肿胀,痛有定处,活动不便,肌肤麻木不仁的痹证,又称湿痹。

呈颗粒状。质坚硬,不易折断,断面不平坦。具特殊臭气。

【注意事项】

1. 干漆须炮制后才能应用。取生干漆,置火上烧枯;或砸成小块,置锅内炒至焦枯黑烟尽,取出,放凉。待用。

2. 孕妇及对漆过敏者禁用。

医籍论选

干漆……主治绝伤,资经脉也。补中,阳明居中土也。续筋骨者,治绝伤,则筋骨亦可续也。填髓脑者,凝精髓也。阳明水谷之精,滋灌五脏,故安五脏。弛纵曰缓,拘挛曰急,皆不和之意,五脏不和而弛缓,是为五缓,六腑不和而拘挛,是为六急。五缓六急,乃风寒湿之痹证,故曰风寒湿痹也。《素问·痹论》云:五脏皆有外合,六腑亦各有俞。皮肌脉筋骨之痹,各以其时,重感于风寒湿之气,则内舍五脏。五脏之痹,犹五缓也。风寒湿气中其俞,而食饮应之。循俞而入,各舍其腑。六腑之痹,犹六急也。是五缓六急,乃风寒湿痹也。生漆色白属金,金能制风,故生漆去长虫。久服则中土之精,四布运行,故轻身耐老。

——清·张志聪《本草崇原》

干漆,味辛,入足厥阴肝经。专通经脉,善破瘕癥。《金匮》大黄䗪虫丸方在大黄。用之治虚劳腹满,内有干血,以其化坚癥而破干血也。干漆辛烈之性,善破瘀血,其力甚捷。而尤杀诸虫,肝气遏抑,血瘀虫化者宜之。炒枯存性,研细。

——清·黄元御《长沙药解》

干漆,味辛温。主绝伤,补中,续筋骨,填髓脑,补续筋骨中之脂膏。安五脏,实脏中之脂膏。五缓六急,调和筋骨。风寒湿痹,漆得寒反坚,得湿反燥,故能除寒热也。生漆去长虫。生漆著人肌肤即腐烂,故亦能腐虫。久服,轻身耐老。漆入地不朽,其质耐久,故有此效。

此以质为治。漆,树脂也。凡草木之脂最韧而不朽者,莫如漆。人身中非气非血而能充养筋骨者,皆脂膏也。气血皆有补法,而脂膏独无补法,则以树之脂膏力最厚者补之。而脂膏之中,凡风寒湿热之邪,留而不去者,得其气以相助,亦并能驱而涤之也。

——清·徐大椿《神农本草经百种录》

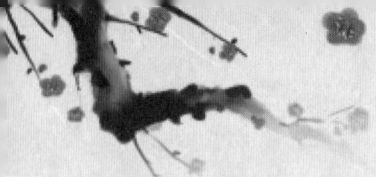

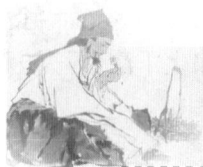

藁本，味辛溫。主婦人疝瘕，陰中寒腫痛，腹中急，除風頭痛，長肌膚，說顏色，一名鬼卿，一名地新。生山谷。

藁本

【处方用名】藁本——伞形科 Umbelliferae.

【经文】藁本，味辛温。主妇人疝瘕，阴中寒肿痛，腹中急，除风头痛，长肌肤，说颜色，一名鬼卿，一名地新。生山谷。

本经要义

藁本："藁"，同"藳"，原作"稿"，指谷类之茎秆。《史记·秦始皇本纪》载："当食者多，度不足，下调郡县转输菽粟刍藁。"《广韵·皓韵》载："藁，千秆也。""本"，根本，即草木之根。《说文解字·木部》载："本，木下曰本。"《广雅》又名"山茝①。"

藁本本草溯源

《吴普本草》在川芎条载：川芎……叶香、细、青黑、文赤，如藁本。

《名医别录》：藁本，味苦，微温、微寒，无毒。主辟雾露润泽，治风邪軃曳，金疮，可作沐药、面脂。实主风流四肢，一名微茎。生崇山，正月、二月采根，暴干，三十日成。

---

① 山茝：山茝者，古时"茝""芷"同字。因藁本又与白芷相类似，生于山野，故有"山茝"之名。

《本草经集注》：藁本……世中皆用川芎根须①，其形气乃相类。而《桐君药录》②说川芎苗似藁本，论说花实皆不同，所生处又异。今东山③别有藁本，形气甚相似，惟长大尔。

《新修本草》：藁本，茎、叶、根，味与川芎小别。以其根上苗下藁根，故名藁本，今出宕州④者佳也。

《图经本草》：藁本，生崇山⑤山谷。今西川⑥，河东州郡⑦及兖州⑧、杭州有之。叶似白芷，香又似川芎，但川芎似水芹而大，藁本叶细耳。根上苗下似禾藁，故以名之。五月有白花，七八月结子，根紫色，正月、二月采根，暴干，三十日成。

按：所附药图——并州藁本、威胜军藁本、宁化藁本，均为伞形科植物。

《本草纲目》：古人香料用之，呼为藁本香。《山海经》名藁茇⑨。江南深山中皆有之。根以川芎而轻虚，味麻，不堪作饮也。

综上所述，古今所用藁本，其品种和入药部位基本一致。

疝瘕："疝"，中医病名。

五疝与七疝

历代论疝，包括各种病证，名目繁多，众说不一。

中医药文献记载有五疝之说：石疝、血疝、阴疝、妒疝、气疝。

① 藁本……世中皆用川芎根须：古代在我国北方部分地区有将川芎与藁本混用现象。

② 《桐君药录》：一部摘自《隋经籍志》药学著作。三卷，又名《桐君采药录》，已佚。

③ 东山：古代称"东山"者甚多。此东山不知何指。

④ 宕州：今甘肃宕昌县。

⑤ 崇山：泛指深山。

⑥ 西川：指四川剑南西川，简称西川。治所在成都府，即今四川省成都市。

⑦ 河东州郡：在今山西境内。

⑧ 兖州：今山东兖州。

⑨ 藁茇：《广雅疏证》："本、茇声之转，皆训为根。"藁茇、藁本同义。

《诸病源候论·疝病诸候·五疝候》载："五疝候：一曰石疝，二曰血疝，三曰阴疝，四曰妬疝，五曰气疝，是为五疝也。"

七疝之说，如《素问·骨空论》载："任脉为病，男子内结七疝。"《诸病源候论·疝病诸候·七疝候》载："七疝者，厥疝、癥疝、寒疝、气疝、盘疝、胕疝、狼疝，此名七疝也。厥逆心痛足寒，诸饮食吐不下，名曰厥疝也。腹中气乍满，心下尽痛，气积如臂，名曰癥疝也。寒饮食，即胁下腹中尽痛，名曰寒疝也。腹中乍满乍减而痛，名曰气疝也。腹中痛在脐旁，名曰盘疝也。腹中脐下积聚，名曰胕疝也。小腹与阴相引而痛，大行难，名曰狼疝也。凡七疝，皆由血气虚弱，饮食寒温不调之所生。"

疝的发病多与肝经有关，故有"诸疝皆属肝"之说。根据临床表现，归纳如下：一是泛指体腔内容物向外突出的病证。多伴有气痛症状，故有疝气、小肠气、小肠气痛等病名。如突出于腹壁、腹股沟，或腹腔下入阴囊的肠段。二是指生殖器、睾丸、阴囊部位的病症。如男女外生殖器溃肿流脓，溺窍流出败精浊物，睾丸或阴囊的肿大疼痛等病证，或可兼有腹部症状。三是指腹部的剧烈疼痛，兼有二便不通的病症。如"病在少腹，腹痛不得大小便，病名曰疝"（《素问·长刺节论》）。督脉为病，"此生病，从少腹上冲心而痛，不得前后（指大小便秘结），为冲疝"（《素问·骨空论》）。

瘕：指妇女腹中结块病。《说文解字》载："瘕，女病也。"《难经·二十九难》载："任之为病，其内苦结。男子为七疝，女子为瘕聚。"《灵枢·水胀》载："石瘕生于胞中，寒气客于子门，子门闭塞，气不得通，恶血当泻不泻，衃以留止，日以益大，状如怀子，月事不以时下，皆生于女子，可导而下。"石瘕泛指一般人腹内结块。《玉篇·病部》载："瘕，腹中病也。"《正字通·病部》载："瘕，癥瘕，腹中积块，坚者曰癥，有物形曰瘕。"

"疝瘕"，又名"瘕疝，蛊"。出自《素问·玉机真脏论》，其载："是故风者百病之长也……弗治，脾传之肾，病名曰疝瘕，少腹冤热而痛，出白，一名曰蛊，当此之时，可按可药。"疝瘕一是因风邪化热传于下焦，与湿相结而致。其症见小腹部热痛，溺窍流出白色黏液，类似现今之前列腺炎。二是因风寒与腹内气血相结而致。其症见腹皮隆起，推之可移，腹痛牵引腰背。

　　阴中寒肿痛："阴中寒"，又称为"阴寒"。阴也指男、女阴器。"阴中寒肿痛"，指男、女自觉前阴寒冷。本病病因为下元虚冷、寒气凝结。男子阴寒而阳痿（又称阴痿）不举；女子阴寒而腹内亦觉冷，多影响生育。治宜温肾散寒。因阴寒凝结，易产生四肢不温，腹痛便结，月经不调，或局部拘挛疼痛等病症。"肿痛"，此处是指阴中寒痛。

　　腹中急：指厥阴之脉，肝性急，环绕中腹胁肋挛急。由于肝血不润而致肝郁挛急疼痛等。

　　风头痛：指头风痛。"头风"一是指头痛经久不愈，时作时止者。明代方隅《医林绳墨》载："浅而近者，名曰头痛；深而远者，名曰头风。"多因风寒或风热侵袭，痰瘀郁遏头部经络所致。其头痛反复发作，痛势一般较剧，兼证不一。二是指头部感受风邪之症的统称，包括头痛、眩晕、口眼㖞斜、头痒多屑等各种证候。

　　长肌肤，说颜色："说"通"悦"，表高兴；喜悦。《说文解字·言部》载："说，释也。"段玉裁注："说释，即说怿。说、悦、释、怿，皆古今字。许书无悦、怿二字。"《玉篇·言部》载："说，怿也。"《广韵·薛韵》载："说，喜也，乐也，服也。"《论语·学而》载："子曰：学而时习之，不亦说乎！""长肌肤，说颜色"，指使肌肤润泽，高兴、舒畅。

药物解读

　　《中华人民共和国药典》2020年版一部收载：藁本，为伞形科植物藁本 *Ligusticum sinense* Oliv. 或辽藁本 *Ligusticum jeholense* Nakai et Kitag. 的干燥根和根茎。

　　【**性味归经**】性温，味辛。归膀胱经。

　　【**功能主治**】祛风，散寒，除湿，止痛。用于风寒感冒，颠顶疼痛，风湿痹痛。

　　【**鉴别要点**】

　　1. 药材鉴别

　　藁本：根茎呈不规则结节状圆柱形，稍弯曲，有分枝，长 3～10cm，直径 1～2cm。表面棕褐色或暗棕色，粗糙，有纵皱纹，上端残留数个凹隐的圆形茎基，下端有多数点状突起的根痕和残根。体轻，质较硬，易折断，断面黄色或黄白色，呈纤维状。气浓香，味辛、苦、微麻。

辽藁本:较之藁本小,根茎呈不规则的团块状或柱状,长1~3cm,直径0.6~2cm,有多数细长弯曲的根。其余与藁本同。

2. 饮片鉴别

饮片呈不规则的厚片。外表皮棕褐色至黑褐色,粗糙。切面黄白色至浅黄褐色,具裂隙或孔洞,纤维性。气浓香,味辛、苦、微麻。辽藁本饮片,外白皮可见根痕和残根突起呈毛刺状,或有呈枯朽空洞的老茎残基。切面木部有放射状纹理和裂隙。气香,味辛、苦、微麻。

医籍论选

藁,高也。藁本始生崇山,得天地崇高之气,禀太阳标本之精。故下治妇人疝瘕,阴中寒肿痛,中治腹中拘急,上除头风痛。盖太阳之脉本于下,而上额交巅,出入于中上也。太阳阳气有余,则长肌肤,悦颜色。

——清·张志聪《本草崇原》

藁本,气温……妇人以血为主,血藏于肝,肝血少,则肝气滞而疝瘕之症生矣。藁本温辛,温行辛润,气不滞而血不少,疝瘕自平也。厥阴之脉络阴器,厥阴之筋结阴器,其主阴中寒肿痛者,入肝而辛温散寒也。厥阴之脉抵小腹,肝性急,腹中急,肝血不润也。味辛润血,所以主之。

风气通肝,肝经与督脉会于巅顶,风邪行上,所以头痛;其主之者,辛以散之。肺主皮毛,长肌肤;味辛益肺之力,悦颜色,辛能润血之功也。

——清·叶天士《本草经解》

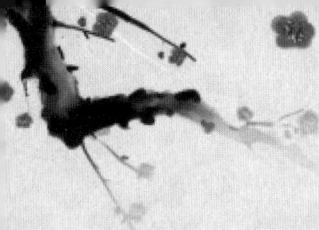

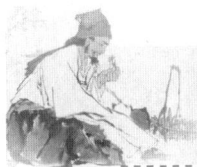

姑活

一名冬葵子。

姑活，味甘溫。主大風邪氣，濕痹寒痛，久服輕身益壽耐老。

【经文】姑活，味甘温。主大风邪气，湿痹寒痛，久服轻身益寿耐老。一名冬葵子。

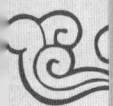

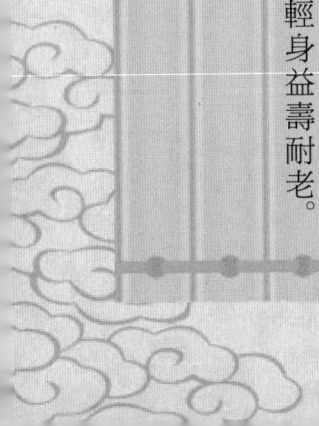

本经要义

姑活："姑"，为古代虫名，如蝼蛄。唐代李贺《昌谷诗》载："嘹嘹湿姑声，咽源惊溅起。"姑又通"鹽"，表吸饮。《孟子》载："狐狸食之，蝇蚋姑嘬之。"焦循《孟子正义》载："姑与《方言》鹽同，即咀也，谓蝇与蚋同咀嘬之也。""活"，表水流声，活活。《广韵·末韵》载："活，水流声。"《诗经·卫风·硕人》载："河水洋洋，北流活活。"《毛诗诂训传》（简称《毛传》）载："活活，流也。"唐代皇甫冉《杂言无锡惠山寺流泉歌》载："流活活，无冬春。"清代潘高《忆幼子》载："溪水亦活活，溪麦亦芊芊。""姑活"，推测应是小溪流水中的一种小虫。

姑活本草溯源

《名医别录》：姑活，无毒。生河东。又，姑活，一名鸡精也。

《本草经集注》：姑活，味甘，温，无毒。主大风邪气，湿痹寒痛。久服轻身，益寿耐老。一名冬葵子。生河东。方药亦无用此者，乃有固活丸，即是野葛一名尔。此又名冬葵子,非葵菜之冬葵子,治体乖异。

按:陶弘景不认识此药,但肯定不是锦葵科植物冬葵之种子,又名"野葛",值得考究。

宋代《图经本草》不载此药。

李时珍也不认识此药。故在《本草纲目》中原文摘录陶弘景《名医别录》《本草经集注》中姑活内容。

经现有本草文献查考,对姑活一药,暂无品种准确考证。

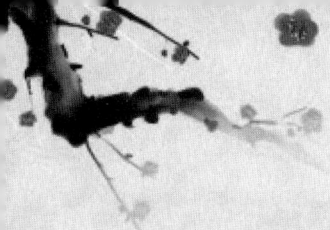

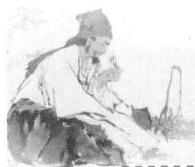

瓜蒂

【处方用名】瓜蒂——葫芦科 Cucurbitaceae.

【经文】瓜蒂,味苦寒。主大水身面四肢浮肿,下水,杀蛊毒,咳逆上气,及食诸果不消,病在胸腹中,皆吐下之。生平泽。

本经要义

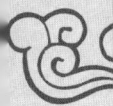

瓜蒂:"瓜",葫芦科植物,茎蔓生,种类很多,一般以所结之食为名,有蔬瓜、果瓜之分。《说文解字·瓜部》载:"瓜,胍也,象形。"段玉裁注:"胍,大徐本作'胍',误。《草部》曰:'在木曰果,在地曰胍。'瓜者,縢布于地者也。"《字汇·瓜部》载:"瓜,种类不一,俱从蔓生。"

"蒂",花或瓜果与枝茎相连的部分,如瓜熟蒂落。《聊斋志异·莲香》载:"幸病蒂犹浅,十日羔当已。"引申为末尾,如纸烟蒂、扫清蒂欠。"瓜蒂",一般指甜瓜的果蒂。

瓜蒂本草溯源

《名医别录》:瓜蒂,有毒。去鼻中息肉,治黄疸。其花,主心痛咳逆,生嵩高。七月七日采,阴干。

《本草经集注》:瓜蒂,味苦,寒,有毒……瓜蒂多用早青蒂,此云七月七日采,便是甜瓜蒂

瓜蒂,味苦寒。主大水身面四肢浮腫,下水,殺蠱毒,咳逆上氣,及食諸果不消,病在胸腹中,皆吐下之。生平澤。

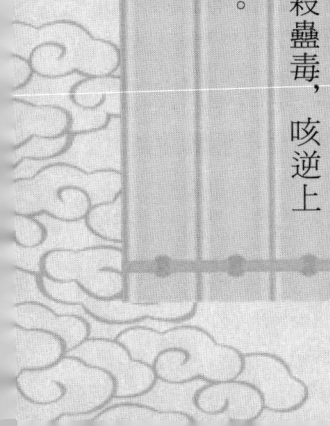

也。人亦有用熟瓜蒂者，取吐乃无异，此止论其蒂所主耳。今瓜例皆冷利，早青者尤甚。熟瓜乃有数种，除瓤食不害人，若觉食多，入水自渍便消。永嘉有寒瓜甚大，今每即取藏经年食之。亦有再熟瓜，又有越瓜，人以作菹①者，食之亦冷，并非药用耳。《博物志》云：水浸至项，食瓜无数。又云斑瓜花有毒，分采之，瓜皮杀蟆②虫也。

按：陶弘景第一次指出，瓜蒂入药，不是指成熟之甜瓜蒂，应是未成熟(或未完全老熟)之青瓜蒂。后人错用至今。瓜蒂种类繁多，但只有甜瓜蒂方可入药，其他瓜之蒂不能用。

《图经本草》：瓜蒂，即甜瓜蒂也。生嵩高平泽。今处处有之。亦园圃所莳。旧说瓜有青、白二种，入药当用青瓜蒂，七月采，阴干……又有越瓜，色正白，生越中。胡瓜黄色，亦谓之黄瓜，别无功用，食之亦不益人，故可略之。

按：苏颂也明确指出：只能用甜瓜蒂入药，且要用未成熟之青瓜蒂。用未成熟青蒂与现今使用完全成熟之老甜瓜蒂，出入较大，药效是否一致，值得进一步研究。苏颂所附药图，与现今之甜瓜完全一致。

《**本草纲目**》：甜瓜之味甜于诸瓜，故独得甘、甜之称……瓜类不同，其用有二：供果者为果瓜，甜瓜、西瓜是也；供菜者为菜瓜，胡瓜、越瓜是也。在木曰果，在地为蓏。大曰瓜，小曰瓞③。其子曰𤫫④，其

---

① 菹：音租。异体字为葅。《玉篇·草部》载："葅，同菹。""菹"，酢菜；腌菜。《说文解字·草部》："菹，酢菜也。"徐锴《说文解字系传》注："以米粒和酢以渍菜也。"王筠句读："酢，今作醋，古呼酸为醋，酢菜犹今之酸菜，非以醋和之。《声类》'菹，藏菜也。'《释名》'菹，阻也，生酿之，使阻于寒湿之间。不得烂也。'""作菹"，即制作酢菜，便于贮藏也。

② 蟆：音麻。"蟆"同"蟆"。《篇海类编》载："蟆，与蟆同。虾蟆。"宋代苏颂《寄周安孺茶》载："蟆培顷曾尝，瓶罂走僮仆。"

③ 瓞：音迭。指小瓜。《诗经·大雅·绵》载："绵绵瓜瓞。"孔颖达疏："瓜之族类本有二种，大者曰瓜，小者曰瓞。"

④ 𤫫：音连。瓜子。《广雅·释草》载："水芝，瓜也。其子谓之瓤。"水芝，即冬瓜。

肉曰瓤。其跗①曰环，谓脱花处也；其蒂曰瓝，谓系蔓处也。礼记为天子削瓜及瓜祭，皆指果瓜也。本草瓜蒂，亦比瓜之蒂也。（按：意为果瓜生食，菜瓜必须熟食。）

甜瓜蒂以团而短瓜、团瓜者良。若香甜瓜及长如瓝子者，皆供菜之瓜，其蒂不可用也。

综上所述，《神农本草经》所载之瓜蒂，应是现今葫芦科香瓜属植物香瓜 *Cucumis melo* L. 的瓜蒂，又名甜瓜的果蒂。现今处方用名为瓜蒂。

大水：全身水肿。

下水：利水，消肿。

蛊毒：参阅白兔藿"本经要义"之"蛊毒"解。可互参。

咳逆上气：即咳嗽喘息。多见于支气管炎、慢性支气管哮喘、过敏性哮喘等。《诸病源候论·咳嗽病诸候·咳逆候》："咳逆者，是咳嗽而气逆上也，气为阳，流行腑脏，宣发腠理，而气肺之所主也。咳病由肺虚感微寒所成，寒搏于气，气不得宣。胃逆聚还肺，肺则胀满，气遂不下，故为咳逆。其状咳而胸满气逆。"《诸病源候论·咳嗽病诸候·咳逆上气候》："肺虚感微寒而成咳，咳而气还聚于肺，肺则胀，是为咳逆也。邪气与正气相搏，正气不得宣通，但逆上咽喉之间，邪伏则气静，邪动则气奔上，烦闷欲绝，故谓之咳逆上气也。"

《本经》言"主咳逆上气"。即治疗以咳嗽喘息为主要临床表现的病证，多见于慢性支气管哮喘及过敏性哮喘等。现代药理学不能证实当归有止咳平喘作用，而中医学认为当归具有活血作用，能够改善肺部的血液循环，缓解肺部的慢性炎症，是其治疗咳喘的原因所在。

食诸果不消：指脾胃虚弱消化功能不好。

病在胸腹中：病在中上焦。

皆吐下之：治法之一。即上列诸证可用吐法治之。

---

① 跗：音付。一表脚背。《玉篇·足部》载："跗，足上也。"《仪礼·土丧礼》载："乃屦綦结于跗，连絇。"郑玄注："跗，足上也。"《庄子·秋水》载："赴水则接腋持颐，蹶泥则没足灭跗。"陆德明释文："司马云：灭，没也。跗，足跗也。"《灵枢经·邪气》载："岐伯答曰：'取之三里者，低跗。'"二指足。《集韵·虞韵》载："跗，足也。"元代王恽《玉堂嘉话》卷二载："四月六日，过奇拉尔城。所产蛇皆四跗，长五尺余，首黑身黄，皮如鲨鱼，口吐紫艳。"

药物解读

《中药学》收载:瓜蒂,为葫芦科一年生草本植物甜瓜 *Cucumis melo* L. 的果蒂。

【性味归经】性寒,味苦。有毒。归胃经。

【功能主治】涌吐痰食,祛湿退黄。治疗宿食毒物,痰热壅塞,癫痫发狂,胸闷欲吐,湿热黄疸,湿热头痛等。

【临床药师、临床医师注意事项——禁忌】

体虚、吐血、咯血及上部(焦)无实邪者忌用。

【临床药师、临床医师注意事项——中毒与解救】

1. 中毒原因　瓜蒂中毒多由用量过大或药不对证导致。因此,应用时要掌握好适应证,严格用量。

2. 中毒解救　用高锰酸钾溶液洗胃,服用活性炭,大量补液,皮下注射硫酸阿托品等。

3. 中医疗法　剧烈呕吐时,可喝冷稀粥,或用生姜汁 5ml,温开水冲服;亦可用半夏 10g,甘草 6g,水煎两次,合并煎液,2~3 小时服 1 次,两次服完。亦可用其他方法对证救治。

医籍论选

……其瓜极甜,其蒂极苦,合火土相生之气化,故主治大水,及身面四肢浮肿。所以然者,禀火土之气,达于四旁,而能制化其水湿,故又曰下水。土气营运,故杀蛊毒。苦主下泄,故治咳逆上气。苦能上涌,又主下泄,故食诸果病在胸腹中者,皆可吐下之也。

愚按:苦为阴,甘为阳,此系蔓草,性唯上延,以极苦之蒂,生极甜之瓜,直从下而上,从阴而阳,故《伤寒》《金匮》方作为吐剂。

——清·张志聪《本草崇原》

瓜蒂,味苦,性寒。入足阳明胃、足太阴脾经。利水而泻湿淫,行瘀而涌腐败……瓜蒂苦寒,泻水涤痰,涌吐腐败,以清气道,荡宿食停饮,消水肿黄疸,通脑闷鼻衄,止咳逆齁喘。湿热头痛,风涎喉阻。一切癫痫蛊胀之病皆医。亡血家忌之。

——清·黄元御《长沙药解》

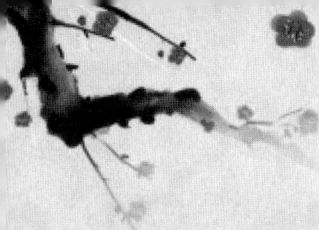

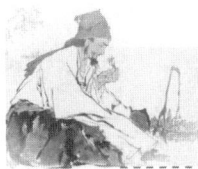

海藻

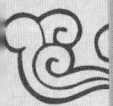

【处方用名】海藻——马尾藻科 Sargassaceae.

【经文】海藻，味苦寒。主瘿瘤气，颈下核，破散结气，痈肿，癥瘕坚气，腹中上下鸣，下十二水肿。一名落首。生池泽。

本经要义

海藻：《诗经·召南·采苹》载："于以采藻，于彼行潦。""藻"，古字，同"藻"。《说文解字》载："藻，水苹也。藻，藻或从澡。"李时珍在《本草纲目》"水藻"项云："藻乃水草之有文者，洁净如澡浴，故谓之藻。"藻为海中所生，故名海藻。李时珍又云："藻有两种，水中甚多。水藻，叶长二三寸，两两对生，即马藻也；聚藻，叶细如丝及鱼鳃状，节节连生，即水蕴也。俗名鳃草，又名牛尾蕴，是矣。"李时珍所言即现今之"羊栖草"和"海蒿子"，均称为"海藻"。《本草原始》云："横陈于海，若自澡濯然，故名海藻。""薄"，薄之言潭也。《汉书·杨雄传下》颜师古注："潭，深也。"海藻生于水下，水深曰"潭"。从"艹"，则为"薄"。郭璞注："药草也。一名海萝，如乱发，生海中。"萝，原指一些蔓生植物，如女萝、藤萝、茑萝等，多为托松而生，引蔓缠绕之物。称海萝者，亦言指其物如乱发之细长蔓，若罗网之纠结缠绕，即海藻之形状描述也。

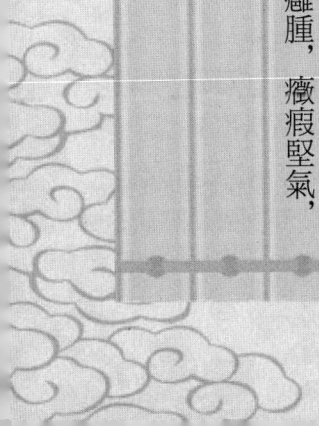

海藻，味苦寒。主瘿瘤氣，頸下核，破散結氣，癰腫，癥瘕堅氣，腹中上下鳴，下十二水腫。一名落首。生池澤。

海藻本草溯源

《吴普本草》：在"大豆黄卷"条云：……不欲海藻……

《名医别录》：海藻，味咸，无毒。主治皮间积聚暴癀，留气热结，利小便。一名薄。生东海，七月七日采，暴干。反甘草。

《本草经集注》：海藻，味苦、咸。无毒……生海岛上，黑色如乱发而大少许，叶大都似藻叶。又有石帆，状如柏，治石淋。又有水松，状如松，治溪毒。

《图经本草》：海藻，生东海池泽。今出登(登州，现为山东省烟台市蓬莱区)、莱(莱州，现为山东省莱州市)诸州海中……今谓海藻者，乃是海中所生，根着水底石上，黑色如乱发而粗大少许，叶类水藻而大，谓之大叶藻……又有一种马尾藻，生浅水中，状如短马尾，细黑色，此主水癌，下水用之。

《本草拾遗》：载有"马藻"。《开宝本草》注《神农本草经》"海藻"引陈藏器《本草拾遗》云："此物有马尾者，大而有叶者。《本经》及注海藻，功状不分。马尾藻生浅水，如短马尾，细黑色，用之当浸去咸。大叶藻生深海中及新罗(今朝鲜)，叶如水藻而大。"

按：此说明当时入药海藻有两种。

综上所述，古今所用海藻基本一致。

味苦寒：《神农本草经》言：海藻，性寒，味苦。《临床中药学》载：海藻，性寒，味咸。归肝、胃、肾经。《中国药典》载：海藻，性寒，味苦、咸。归肝、胃、肾经。

瘿瘤：中医病名。"瘿"与"瘤"的合称。

"瘿"，病名。《说文解字》载："瘿，颈瘤也。"段玉裁注："颈瘤则如囊者也。"《释名·释疾病》载："瘿，婴也，在颈婴喉也。"《玉篇·病部》载："瘿，颈肿也。"《诸病源候论·瘿瘤等病诸候·瘿候》载："瘿者，由忧恚气结所生，亦曰饮沙水，沙随气入于脉，搏颈下而成之。初作与瘿核相似，而当颈下也。"

"瘤"，又名瘤赘。"瘤"的名目较多。《三因极一病证方论》载有六瘤，即骨瘤、脂瘤、肉瘤、脓瘤、血瘤、石瘤。多因七情劳欲，复感外邪，脏腑失调，聚瘀生痰，随气留滞凝结而成。"瘤"，也即体表或筋骨的赘生物。《释名·释疾病》载:"瘤,流也。血流聚而生瘤肿也。"《说文解字·病部》载:"瘤,肿也。"《玉篇·病部》载:"瘤,瘜肉也。"《诸病源候论·瘿瘤等病诸候·瘤候》载:"瘤者,皮肉中忽肿起,初如梅李大,渐长大,不痛不痒,又不结强,言留结不散,谓之为瘤。"

颈下核:指痰核。即项下包块,即瘿瘤一类疾病。

破散结气:"结气",即"气结",肝气郁结等。海藻寒咸,能消痰软坚散结气,常用于肝气郁结、痰气胶结等疾病。

痈肿:"痈",凡肿疡表现为红肿高起,焮热疼痛,周围界限清楚,在未成脓之前无疮头而易消散,已成脓易溃破,溃后脓液稠黏,疮口易敛的,都称为"痈",属阳证。"痈",即气血受毒邪所困而壅塞不通之意。"肿",即"痈肿"。《说文解字·肉部》载:"肿,痈也。"也指"痈"。"痈"与"肿",往往联称,其性质相同。

癥瘕坚气:亦称"癥瘕积聚"。为腹内积块,或胀或痛的一类病证。癥和积,是有形的,且固定不移,痛有定处,病在脏,属血分;瘕和聚是无形的,聚散无常,痛无定处,病在腑,属气分。积聚以中焦病变为多,癥瘕以下焦病变及妇科疾病为多,因而又有不同的名称。癥瘕积聚的发生,多因情志抑郁,饮食内停,致使肝脾受损,脏腑失和,气机阻滞,瘀血内停,日久渐积而成。正气不足是该病发生的主要原因。《灵枢·百病始生》:"积之始生,得寒乃生,厥乃成积也。……血脉凝涩则寒气上入于肠胃,入于肠胃则䐜胀,䐜胀则肠外汁沫迫聚不得散,日以成积。"可见积聚实与寒凝有关,寒凝则血瘀。

腹中上下鸣:即指胸腹中肠鸣等病证。

十二水肿:指各种水肿。

药物解读

《中华人民共和国药典》2020 年版一部收载:海藻,为马尾藻科植物海蒿子 *Sargassum pallidum*(Turn.)C. Ag. 或羊栖菜 *Sargassum fusiforme*(Harv.)Setch. 的干燥藻体。

【**性味归经**】性寒,味苦、咸。归肝、胃、肾经。

【**功能主治**】消痰软坚散结,利水消肿。用于瘿瘤,瘰疬,睾丸肿痛,痰饮水肿。

【鉴别要点】

1. 药材鉴别

海蒿子:习称大叶海藻。全体皱缩卷曲,黑褐色,有的被白霜,长 30~60cm。主干呈圆柱状,具圆锥形突起,主枝自主干两侧生出,侧枝自主枝叶腋生出,具短小的刺状突起。初生叶披针形或倒卵形,长 5~7cm,宽约 1cm,全缘或具粗锯齿。次生叶条形或披针形,叶腋间有着生条状叶的小枝。气囊黑褐色,球形或卵圆形,有的有柄,顶端钝圆,有的具细短尖。质脆,潮润时柔软;水浸后膨胀,肉质,黏滑。气腥,味微咸。

羊栖菜:习称小叶海藻。较之大叶海藻小,长 15~40cm,分枝互生,无刺状突起。叶条形或细匙形,先端稍膨大,中空。气囊腋生,纺锤形或连球形,囊柄较长。质较硬,气腥,味咸。

2. 饮片鉴别

大叶海藻:饮片呈不规则的小段,细圆柱状扭曲,表面黑褐色,幼枝和主干具短小的刺状突起,叶缘偶见锯齿。气囊棕褐色至黑褐色,球形或卵圆形,有的有柄。质脆,潮润时柔软;水浸后膨胀,肉质,黏滑。气腥,味微咸。

小叶海藻:饮片呈不规则的小段,细圆柱形扭曲,表面棕黑色至黑褐色;主干圆柱形粗糙,枝干无刺状突起。叶呈纺锤形或球形,中空成气囊,囊柄较长。质较硬。气腥,味微咸。

【临床药师、临床医师注意事项——关于海藻反甘草的临床应用】

本草文献载本品反甘草,故一般不宜配伍,但在金元时代李杲之散肿溃坚汤中,治疗瘰疬马刀①,以海藻、甘草与之同用。李杲认为坚积之病,非平和之药所能取捷,必令反夺才能成功。现代很多临床报道:海藻配伍甘草治疗瘿瘤瘰疬,疗效肯定,并无不良反应。这可谓是对相畏、相反药物的重新认识。

医籍论选

咸能软坚,咸主润下,海藻生于海中,其味苦咸,其性寒洁,故主治经脉

---

① 马刀:病名。为瘰疬呈串而生,其形长,质坚硬,或生于耳下,沿至缺盆,或生肩上,沿至胁下。《灵枢·痈疽》载:"其痈坚而不溃者,为马刀挟瘿,急治之。"马刀挟瘿:痈生在腋下,类似马刀形的,叫马刀;生在颈部的,叫挟瘿;马刀挟瘿,就是指瘰疬。

外内之坚结。瘿瘤结气,颈下硬核痛,痈肿,乃经脉不和而病结于外也。癥瘕坚气,腹中上下雷鸣,乃经脉不和而病结于内也。海藻形如乱发,主通经脉,故治十二经水肿,人身十二经脉流通,则水肿自愈矣。

——清·张志聪《本草崇原》

海藻,味咸,性寒,入足少阴肾、足太阳膀胱经。利水而泻痰,软坚而消痞。

海藻咸寒下行,走膀胱而通水道,善疗奔豚脚气,气鼓水胀之疾,而软坚化痞,尤为擅长,且凡瘿瘤瘰疬,溃疝癥瘕,一切痈肿坚顽之病皆医。

——清·黄元御《长沙药解》

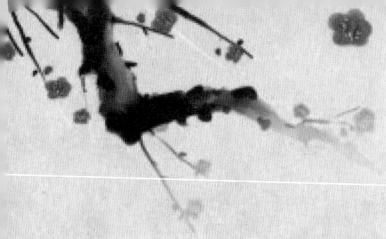

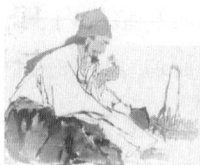

淮木

【处方用名】槐木——豆科 Leguminosae.

【经文】淮木,味苦辛。主久咳上气。肠中虚赢,女子阴蚀,漏下赤白沃。一名百岁城中木。生山谷。

淮木,味苦平,无毒。主治久咳上气,伤中虚赢,女子阴蚀,漏下赤白沃。一名百岁城中木。生平泽。(曹元宇辑注本)

本经要义

淮木:"淮"与"槐"音近。淮木,即槐木。

```
淮木本草溯源

《吴普本草》:淮木。神农、雷公:无毒、
生晋平阳、河东平泽。治久咳上气,伤中赢
虚,补中益气。

按:吴普云:"久咳上气,伤中赢虚,补中益
气。"经文中"肠中虚赢",应为"伤中虚赢"为是。

《名医别录》:淮木,无毒。补中益气,生
晋阳。

《本草经集注》:淮木,味苦,平,无毒。
主治久咳上气,伤中,虚赢,补中益气,女子阴
蚀,漏下,赤白沃。一名百岁城中木。生晋阳
平泽。方药亦不复用。
```

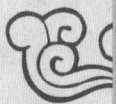

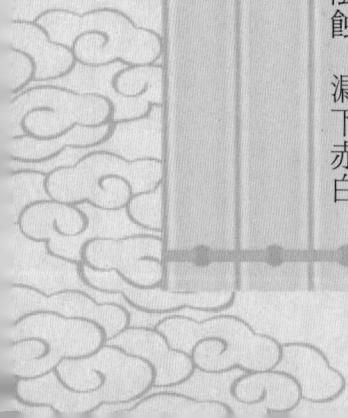

淮木,味苦辛。主久咳上气。肠中虚赢,女子陰蝕,漏下赤白沃。一名百歲城中木。生山谷。

《本草纲目》：按《吴普本草》，淮木生晋平阳、河东平泽，与《别录》城里赤柱①出处及主治相同，乃一物也。即古城中之木，晋人用之，故云生晋平阳及河东。

古代医药文献所言："百岁城中木"，"木"与"树"通。"树"，木本植物的通称。《说文解字·木部》载："木，冒也。冒地而生，东方之行。"《易·离》载："百谷草木丽乎土。"《庄子·山木》载："庄子行于山中，见大木枝叶盛茂。"陆德明释文引《字林》云："木，众树之总名。"唐代刘禹锡《酬乐天扬州初逢席上见赠》云："沉舟侧畔千帆过，病树前头万木春。""百岁城中木"，百岁，言其生长年代长久；淮与槐音近，古代古城中自古以来古槐、古柏为多。因而可推断，可能淮木系指槐树，亦或槐木或柏木。另，《本经》收有"槐实"一药。"槐实"为槐之果实。"生平泽"与《名医别录》"生晋阳平泽"相一致。

综上，可推断《神农本草经》所言"淮木"，应为"槐木"，即与《中国高等植物图鉴》第二册第 2 441 图槐树 *Sophora japonica* L. 相一致。槐树为高大乔木。高可达 15～25m。我国南北各地普遍栽种，尤以黄土高原及华北平原最为常见。其木材古往今来均是供建筑的材料。

虚羸：指身体虚弱消瘦。

阴蚀：中医病名，又名"阴疮"。本病由情志郁结，损伤肝脾，湿热下注，郁蒸生虫，虫蚀阴中所致。症见外阴溃烂，溃疡，脓血淋漓，或痛痒，肿坠，伴有赤白带下，小便淋沥等。

漏下赤白沃："漏下"，即妇科病"崩漏"。"赤白沃"即赤带，白带病。

药物解读

《中药大辞典》收载：槐白皮，为豆科植物槐 *Sophora japonica* L. 的树皮或根皮之韧皮部。

【性味归经】性寒，味苦。归肝经。

---

① 城里赤柱：指古城中房屋的立木，一般都漆为朱红色，故云："城里赤柱。"

【功能主治】祛风除湿，生肌，消肿。主治中风，口疮，痔疮，阴疽湿疮，水火烫伤。

医籍论选

槐，七月采叶，阴干为末。治一切大、小便下血，或痔疮疼痛，脓血不止，灯草煎汤服。采子服之，止血散疽……治五痔肠风下血，赤白热痢，枝洗疥癞，祛皮肤瘙痒之风。

——明·兰茂《滇南本草》

主一切风，化涎。治肝脏风，筋脉抽掣，及急风口噤，或四肢不收，顽痹，或毒风，周身如虫行，或破伤风，口眼偏斜，膝脊强硬。

——宋·掌禹锡《嘉祐补注神农本草》

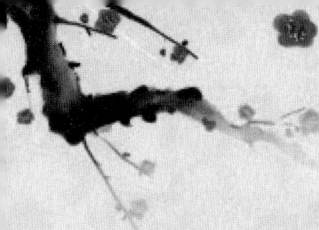

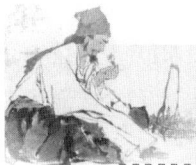

景天

【处方用名】景天——景天科 Crassulaceae.

【经文】景天，味苦平。主大热，火创，身热，烦，邪恶气。花，主女人漏下赤白。轻身明目。一名戒火，一名慎火。生川谷。

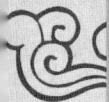

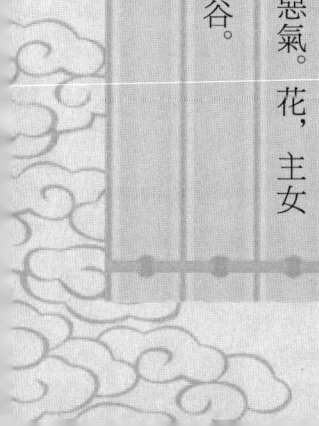

本经要义

景天：始载于《神农本草经》，列为上品，又名戒火，慎火。考历代本草，凡所载景天之异名，均与"火"有关。《名医别录》载："一名火母，一名救火，一名据火。"《图经本草》载："云以辟火，谓之慎火草。""诸火"之名，其源于"辟火"之意。古人认为景天"辟火"之性，可能与景天为天然肉质草本有关。景天科植物落地生根 *Bryophyllum pinnatum* (L. f.) Oken. 亦为多年生肉质草本植物，其别称"烧不死"。仙人掌科 Cactaceae. 植物仙人掌 *Opuntia dillenii* (ker-Gawl.) Haw. 亦为肉质草本植物，其别称有火焰、火掌、避火簪等。《植物名实图考》仙人掌条引《岭南杂记》曰："仙人掌，人家种于田畔以止牛践；种于墙头亦辟火灾。"此即可能为景天"避火"之解读。据此，景天之名当与古代盆栽避火之民间习俗有关。"景"，此处表仰慕、仰望解。《篇海类编·天文类·日部》："景，慕也，仰也。""景天"，仰望苍天，祈求天神保佑平安。景天"盆盛养之于屋上"，离天最近，故名景天。

人漏下赤白。轻身明目。一名戒火，一名慎火。生川谷。

景天，味苦平。主大热，火创，身热，烦，邪恶气。花，主女

景天本草溯源

《名医别录》：景天，味酸，无毒。主治诸蛊毒，痂疕，寒热，风痹，诸不足。久服通神不老。一名火母，一名救火，一名据火。生太山。四月四日、七日七日采，阴干。

《本草经集注》：景天，味苦、酸，平，无毒……今人皆盆盛养之于屋上，云以辟火。叶可疗金疮，止血，以洗浴小儿，去烦热惊气。广州城外有一树，云大三、四围，呼为慎火树。江东者，甚细小。方用亦稀。其花入服食。众药之名，此最为丽。

注："广州城外有一树，云大三、四围，呼为慎火树"。李时珍在《本草纲目》"正误"项指出："志曰岭表人言，并无此说。盖录书者篡入谬言，非陶氏语也。"

《图经本草》：景天，生泰山山谷。今南北皆有之，人家多种于中庭，或以盆盎植于屋上，云以辟火，谓之慎火草。春生苗，叶似马齿而大，作层而上，茎极脆弱，夏中开红紫碎花，秋后枯死。亦有宿根者。四月四日、七月七日采其花并苗、叶，阴干。

按：苏颂明确指出，景天为全草入药。其所附药图"景天"，即《中国高等植物图鉴》第二册第1 897图景天 *Sedum erythrostictum* Miq. 全草入药，治疗肝热赤眼、丹毒、吐血等症。

《本草纲目》：景天，人多栽于石山上。二月生苗，脆茎，微带赤黄色，高一二尺，折之有汁。叶淡绿色，光泽柔浓，状似长匙头及胡豆叶而不尖。夏开小白花，结实如连翘而小，中有黑子如粟粒。其叶味微甘苦，炸熟水淘可食。

大热：即高热。有广阔的热势，露于体表，故称为大热。

火创："创"通"疮"。"火创"即"火疮"，指"烧伤"或"烫伤"。

身热：即前文"火创"所致之全身发热。《素问·阴阳应象大论》载："阳胜则身热，腠理闭，喘粗为之俯仰，汗不出而热。"

烦：表热头痛。《说文解字·页部》载："烦，热头痛也。"引申为烦躁，烦闷。《玉篇》载："烦，愤闷，烦乱也。"《素问·生气通天论》载："因于暑，汗,烦则喘喝①,静则多言,体若燔炭,汗出而散。"王冰注:"烦,谓烦躁。""烦",此处指前文"火疮""身热"所致之心中烦躁。

邪恶气:泛指各种致病邪气。

漏下赤白:指崩漏、白带。

轻身明目:景天,清热解毒,善治目赤肿痛,又为上品。故《神农本草经》言此功效。

药物解读

《中药大辞典》收载:景天,为景天科植物景天 *Sedum erythrostictum* Miq. 的全草。

【性味归经】性寒,味苦、酸。归肝、心经。

【功能主治】清热,解毒,凉血。治疗丹毒,游风,烦热惊狂,咯血,吐血,疔疮,肿毒,风疹,漆疮,目赤涩痛,外伤出血。

【药材鉴别要点】

多年生草本,高 30~70cm,茎圆柱形,绿色,块根胡萝卜状。叶对生,极少互生或三叶轮生。叶矩圆形至卵状矩圆形,长 4.5~7cm,宽 2~3.5cm,先端急尖,基部短而渐狭,边缘有稀锯齿,伞状花序顶生。

医籍论选

当是大寒纯阴之草也。性能凉血解毒,故主大热火疮,身热烦,邪恶气,诸蛊毒,痂疥,寒热风痹,诸不足。热解则毒散血凉,血凉则阴生故也。

治一切赤游风,各种火丹之神药也,故知其性大寒,其味大苦耳。

——明·缪希雍《神农本草经疏》

但苦寒纯阴,苟非实热火邪,切勿轻用以动脾气,惟外涂无碍耳。

——明·倪朱谟《本草汇言》

---

① 喘喝:"喘",指呼吸困难;"喝",因喘促而发出的一种声音,非指大声喊叫。

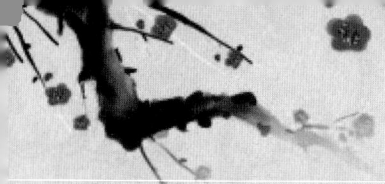

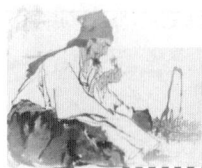

橘柚

橘柚，味辛溫。主胸中瘕熱逆氣，利水谷。久服，去臭，下气通神。一名橘皮。生川谷。

【处方用名】陈皮——芸香科 Rutaceae.

【经文】橘柚,味辛温。主胸中瘕热逆气,利水谷。久服,去臭,下气通神。一名橘皮。生川谷。

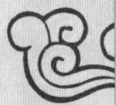

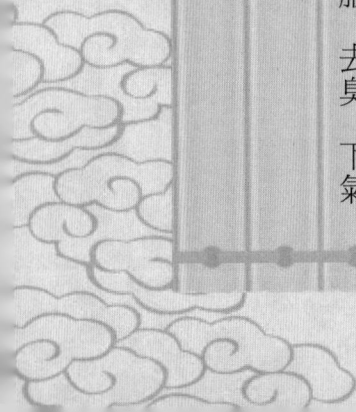

橘柚,味辛温。主治胸中瘕热逆气,利水谷。久服去口臭,下气通神。一名橘皮。生南山川谷。（曹元宇辑注本）

本经要义

橘柚:"橘"《说文解字》载:"橘,果。出江南。从木,矞声。""矞",古指象征祥瑞的彩云。《文选·左思〈魏都赋〉》:"矞云翔龙,泽马丁阜。"《埤雅·释天》载:"二色为矞,外赤内青谓之矞云。"橘自结实至成熟,青黄橙红诸色相间,囊瓣则如朵朵矞云。李时珍云:"橘实外赤内黄,剖之香雾纷郁,有似乎矞云。橘之从矞,又取此意也。"

橘、柑、柚

橘,为芸香科植物橘 *Citrus reticulata* Blanco. 以及栽培品种及其变种的成熟果实。四川、云南等省称为红橘。全国各地统称为"橘子",又有柑橘、蜜橘、橘柑等称谓。

柑，为柑属 *Citrus* 植物的泛称。种类繁多。果实比橘大，果皮较厚。清代汪灏《广群芳谱·果谱》载："柑，生江南……川蜀次之。树似橘，少刺，实亦似橘而圆大，霜后始熟，味甘甜。皮色生青熟黄，比橘厚，理稍粗，而味不苦。"

柚，为 *Citrus grandis* (L.) Osbeck. 芸香科植物。叶大而厚，叶柄有倒心形宽翅。果实及柚子。《说文解字·木部》载："柚，条也，似橙而酢。"《广雅·宥韵》载："柚，似橘而大。"

橘柚，首见于《禹贡》[①]。而寇宗奭云："橘柚自是两种，故曰一名橘皮，是元无柚字也。"《医心方》橘与柚分条，两条下之性味、治疗等，文字基本相同。

自古以来，橘、柚、柑常相混称。近代橘皮，以产于广东新会而年久者良，故有"陈皮""广皮""新会皮"等名称。《中华人民共和国药典》1977 年版一部收载陈皮，为芸香科植物橘 *Citrus reticulata* Blanco. 的干燥成熟果皮。别称：橘皮、红皮、橘子皮、黄橘皮、芸皮、川皮等。《中华人民共和国药典》2020 年版一部收载：陈皮，为芸香科植物橘 *Citrus reticulata* Blanco. 及其栽培变种的干燥成熟果皮。目前全世界芸香科柑橘属植物有 16 种之多，而栽培品种和变种有 145 种之多。其所含成分和功效基本相同。但传统中医药认为，橘皮原种最优。

橘柚本草溯源

《名医别录》：橘柚，无毒。主下气，止呕咳，除膀胱留热，下停水，五淋，利小便，治脾不能消谷，气冲胸中，吐逆，霍乱，止泄，去寸白。久服轻身长年，生南山，生江南，十月采。

《本草经集注》：橘柚，味辛，温，无毒……一名橘皮……此是说

---

① 《禹贡》：中国古代名著，即《尚书·禹贡》。《禹贡》为现存最早中国区域地理著作，是我国战国时期魏国人士托名大禹所著，因而就以《禹贡》名篇。

其皮功耳,以东橘为好,西江亦有而不如。其皮小冷。疗气乃言欲胜东橘,北人亦用之,以陈者为良。其肉味甘、酸,食之多痰,恐非益人也。今此虽用皮,既是果类,所以犹宜相从。柚子皮乃可食,而不复入药用,此亦应下气。

祝按:陶弘景明确指出,橘皮入药,以陈久者为良(即陈皮),柚皮不可当陈皮用。橘和柚不是同一种药。

《图经本草》:橘柚……木高一丈二,叶与枳无辨。刺出于茎间,夏初生白花,六月、七月而成实,至冬而黄熟,乃可啖。旧说小者为橘,大者为柚,又云:柚似橙而实酢,大如橘……今医方乃用黄橘、青橘两物,不言柚,岂青橘是柚之类乎!然黄橘味辛,青橘味苦。《本经》二物通云味辛,又云:一名橘皮。又云:十月采,都是今黄橘也。而今之青橘似黄橘而小,与旧说大小、苦辛不类,则别是一种耳。收之并去肉,暴干,黄橘以陈久者入药良。

祝按:苏颂所言,其实质为橘之成熟黄者为今之陈皮,未成熟采者,果实小于黄橘、皮青者实为今之青皮也。故《本经》二物(陈皮、青皮)通云味辛,是为理。

《本草纲目》:橘、柚苏恭所说甚是。苏颂不知青橘即橘之未黄者,乃以为柚,误矣。夫橘、柚、柑三者相类而不同。橘实小,其瓣味微酢,其皮薄而红,味辛而苦。柑大于橘,其瓣味甘,其皮稍厚而黄,味辛而甘。柚大小皆如橙,其瓣味酢,其皮最厚而黄,味甘而不甚辛。如此分之,即不误矣。……宋韩彦真著橘谱三卷甚详,其略云:甘橘出苏州、台州[①],西出荆州……皆不如温州者为上也。柑品有八,橘品十有四,多是接成。惟种成者,气味尤胜。黄橘扁小而多香雾,乃橘之上品也……绿橘绀碧可爱,不待霜后,色味已佳。

祝按:李时珍非常明确地指出,青橘(青皮之果实)即橘(陈皮之成熟果实)之未黄者。其还指出,各种橘乃人工嫁接所致,即与现今《中国药典》所收载之陈皮品种基原相一致。

---

① 台州:地名。唐武德四年置海州,五年改为台州,因天台山得名。见《元和郡县志》二六《台州》。明清为台州府,地在今浙江临海市。

> 综上所述,古之橘柚,即现今之橘。其成熟果实之皮称为陈皮,未成熟果实之皮称为青皮。且橘之人工嫁接而使其基原呈多样品种出现。故对陈皮、青皮的外观形状鉴定不能按过去的鉴定教材来鉴定。

胸中瘕热逆气:"瘕",其义一可参阅橐本"本经要义"之"疝瘕"解,可互参。二是"瘕"通"叚"。"瘕热",即"叚热"。传统中医学认为,"气有余便是火"。胸腹中气滞而不行,郁而有热,故曰"瘕热"。

利水谷:"水谷"指一切食物。"利水谷",即消化食物。

去臭,下气通神:"臭",一是表香气。《易·系辞》载:"同心之言,其臭如兰。"孔颖达疏:"言二人同齐其心,吐发言语,氤氲臭气,香馥如兰也。"《孟子》载:"口之于味也,目之于色也,耳之于声也,鼻之于臭也,四肢之于安佚也,性也,有命焉,君子不谓性也。"赵歧注:"鼻之喜芬香。臭,香也。"二是表秽恶难闻之气味。三国曹植《与杨德祖书》载:"兰茝荪蕙之芳,众人之所好,而海畔有逐臭之夫。"

"下气",即理气、降气之意。

"通神",即"醒神"。

橘皮:即"青皮""陈皮"的合称。

药物解读

《中华人民共和国药典》2020年版一部收载:陈皮,为芸香科植物橘*Citrus reticulata* Blanco. 及其栽培变种的干燥成熟果皮。

【性味归经】性温,味苦、辛。归肺、脾经。

【功能主治】理气健脾,燥湿化痰。用于脘腹胀满,食少吐泻,咳嗽痰多。

【鉴别要点】

1. 药材鉴别

药材常剥成数瓣,基部相连,有的呈不规则的片状,厚1~4mm,外表面橙红色或红棕色,有细皱纹和凹下的点状油室,习称"鬃眼"。内表面浅黄白色,粗糙,附有黄白色或黄棕色筋络状维管束。质稍硬而脆,气香,味辛、苦。

2. 饮片鉴别

饮片呈丝状或不规则的条状。外表面橙红色或红棕色,具细皱纹和凹下的点状油室,习称"鬃眼"。内表面浅黄白色,粗糙,附有黄白色或黄棕色筋络状维管束。气香,味辛、苦。

【拓展阅读——橘皮基原栽培变种】

橘皮基原栽培变种主要品种如下。

1. 芸香科茶枝柑橘柑属 *Citrus reticulata* Chachi,又称广陈皮。

2. 芸香科橘柑属大红袍 *Citrus reticulata* Dahongpao,又称大红蜜柑。

3. 芸香科橘柑属温州蜜橘 *Citrus reticulata* Unshiu。

4. 芸香科橘柑属福橘 *Citrus reticulata* Tangerina。

【临床药师、临床医师注意事项】

"鬃眼"特指芸香科果实类药材,果皮表面的油室,为紧密排列的小圆点,对光照射清晰透明。芸香科植物的叶也有类似特征。

医籍论选

橘实形圆色黄,臭香肉甘,脾之果也。其皮气味苦辛,性主温散,筋膜似络脉,皮形若肌肉,宗眼如毛孔,乃从脾胃之大络而外出于肌肉毛孔之药也。

胸中瘕热逆气者,谓胃上郛郭①之间,浊气留聚,则假气成形,而为瘕热逆气之病。橘皮能达胃络之气,出于肌腠,故胸中之瘕热逆气可治也。利水谷者,水谷入胃,借脾气之散精,橘皮能达脾络之气,上通于胃,故水谷可利也。久服去臭者,去中焦腐秽之臭气,而肃清脾胃也。下气通神者,下肺主之气,通心主之神,橘皮气味辛苦,辛入肺,而苦入心也。

——清·张志聪《本草崇原》

橘皮气温,禀春气而入肝;味苦入心;味辛入肺。胸中为肺之部位,唯其入肺,所以主胸中之瘕热逆气。疏泄为肝之专长,唯其入肝,所以能利水谷;心为君主之官,唯其入心,则君火明而浊阴之臭气自去。又推其所以得

---

① 郛郭:"郛",音夫。表外城,内城外层的城。《左传·隐公五年》载:"郑人以王师会之,伐宋,入其郛。""郭",音锅,一表外城。内城外层的大城。《孟子》载:"三里之城,七里之郭。"二表物体的外框、外围。《汉书·尹赏传》载:"修治长安狱,穿地方深各数丈,致令辟为郛,以大石覆其口。""郛郭",即外城。此处指胃的外围。

效之神者,皆其下气之功也……

——清·陈修园《神农本草经读》

橘皮,味辛、苦。入手太阴肺经。降浊阴而止呕哕,行滞气而泻郁满。善开胸膈,最扫痰涎。

《金匮》橘皮汤(橘皮四两,生姜八两)用以治干呕哕,而手足厥者。以胃土上逆,浊气熏冲,故生呕哕。中气堙郁,不能四达,故手足厥冷。橘皮破壅塞而扫瘀浊,生姜降冲逆而行凝滞也。

橘皮竹茹汤(橘皮一斤,竹茹二斤,生姜半斤,甘草五两,人参一两,大枣三十枚)治哕逆者。以土衰胃逆,浊阴不降。甘、枣、人参,补中气以培土;橘、姜、竹茹,降浊阴而行滞也。

——清·黄元御《长沙药解》

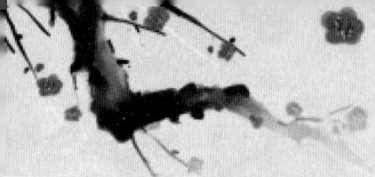

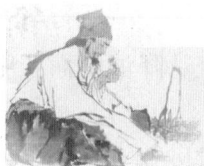

卷柏

卷柏，味辛溫。生山谷。主五藏邪氣，女子陰中寒熱、痛、癥瘕、血閉、絕子。久服輕身，和顏色。一名萬歲。生山谷石間。

【处方用名】卷柏——卷柏科 Selaginellaceae.

【经文】卷柏，味辛温。生山谷。主五脏邪气，女子阴中寒热、痛、癥瘕、血闭、绝子。久服轻身，和颜色。一名万岁。生山谷石间。

本经要义

卷柏，始载于《神农本草经》，列为上品，别称万岁。卷柏为多年生常绿草本，全株呈莲座状，叶细似柏，因干后呈内卷如掌，故名卷柏。本品生命力极强，干枯后内卷的枝叶一旦遇水潮湿，会很快恢复展开，常茂不死，故有还阳草、佛手草、见水还阳草、万年青、不死草、回生草、还魂草、万岁等名。此皆因其形且又耐久之性而故名之。李时珍："万岁，长生，言其耐久也。"

> **卷柏本草溯源**
>
> 《吴普本草》：卷柏，一名豹足，一名求股，一名万岁，一名神投时。神农：辛，平。桐君①、雷公：甘。生山谷。
>
> 《名医别录》：卷柏。味甘，平，微寒，无

---

① 桐君：传说中上古时代药学家，为黄帝之臣，后世伪托桐君之名的著作有《采药录》《药性》等，已佚。

毒。止咳逆,治脱肛,散淋结,头中风眩,痿蹶,强阴,益精。久服令人好容体。一名豹足,一名求股,一名交时。生常山。五月、七月采,阴干。

《本草经集注》:卷柏,味辛、甘,温、平、微寒,无毒……今出近道。丛生石土上,细叶似柏,屈藏如鸡足,青黄色。用之,去下近沙石处。

按:陶弘景对卷柏的生态习性和植物形态以及入药处置作了精确描述。所附药图"海州卷柏"与其文字描述极为精当,与《中国高等植物图鉴》第一册第 221 图卷柏 *Selaginella tamariscina*（Beauv.）Spring. 相一致。

《本草纲目》:卷柏、豹足,象形也。万岁、长生,言其耐久也……其草生蜀中山谷,河中府亦有之。根黄,状如丝,茎细,上有黄点子,无花叶。三月生,长四五寸许。四月采,暴干用。蜀中九月采,市多货之。

综上所述,古今所用卷柏品种与药用部位一致。

五脏邪气:参阅白蒿"本经要义"之"五脏邪气"解,可互参。

阴中寒热痛:系指各种妇科疾病。

癥瘕:指腹腔内痞块。以隐见于腹内,坚硬不移,痛有定处为"癥";聚散无常,推之游移不定,痛无定处为"瘕"。《诸病源候论·癥瘕病诸候·癥瘕候》:"癥瘕者,皆由寒温不调,饮食不化,与藏气相搏结所生也。其病不动者,直名为癥。若病虽有结瘕而可推移者,名为瘕。瘕者,假也,谓虚假可动也。"《金匮要略·疟病脉证并治》:"病疟,以月一日发,当以十五日愈;设不差,当月尽解;如其不差,当云何? 师曰:此结为癥瘕……"

血闭:指闭经,不来月经。又指"血痹",是身体局部麻痹、疼痛的一类内伤病症。由于当风睡卧,或因劳汗出,风邪乘虚而入,使血闭阻不通所致。此处指"闭经"。

绝子:不能生育。因经闭而不能受孕故而无子,俗称绝子。

久服轻身,和颜色:道家养身理念。本品又列为上品,故《神农本草经》言此功效。

药物解读

《中华人民共和国药典》2020 年版一部收载:卷柏,为卷柏科植物卷柏 *Selaginella tamariscina*(Beauv.)Spring.、垫状卷柏 *Selaginella pulvinata*(Hook. et Grev.)Maxim. 的干燥全草。

【性味归经】性平,味辛。归肝、心经。

【功能主治】活血通经。用于经闭痛经,癥瘕痞块,跌打损伤。

卷柏炭:化瘀止血。用于吐血、崩漏、便血等。

【鉴别要点】

1. 药材鉴别

药材全草卷缩似拳状,长 3~10cm,枝丛生,扁而有分枝,绿色或棕黄色,向内卷曲,枝上密生鳞片状小叶,叶尖端具长芒。中叶(腹叶)两行,卵状矩圆形,斜向上排列,叶缘膜质,有不整齐的细锯齿;背叶(侧叶)背面的膜质边缘常呈棕黑色。基部残留棕色至棕褐色须根,散生或聚生成短干状。质脆,易折断。气微,味淡。

2. 饮片鉴别

饮片呈卷缩状段,枝扁而有分枝,绿色或棕黄色,向内卷曲,枝上密生鳞片状小叶。叶先端具长芒。中叶(腹叶)两行,卵状矩圆形或卵状披针形,斜向或直向上排列,叶缘膜质,有不整齐的细锯齿或全缘,背叶(侧叶)背面的膜质边缘常呈棕黑色。气微,味淡。

医籍论选

卷柏,生凉血,炒止血。卷柏专入肝……生于石上,形如拳卷,故以卷名。即俗所谓万年松者是也。气坚质厚,味甘性温。入足厥阴肝经血分,其治有分生熟。生则微寒,力能破血通经。故治癥瘕淋结等症。炙则辛温,能以止血。故治肠红脱肛等症。性与侧柏叶悬殊,治亦稍异。侧柏叶仗金气以制木,借炒黑以止血。不可不辨。

——清·黄宫绣《本草求真》

气味辛平。主治五脏邪气,女子阴中寒热痛、癥瘕、血闭、结子。久服轻身和颜色。生用破血,炙用止血。

——明·兰茂《滇南本草》

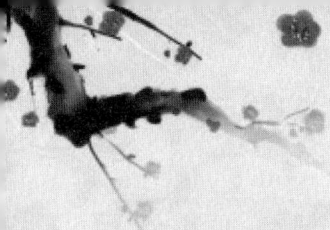

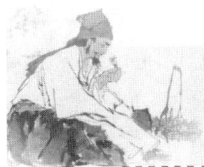

菌桂

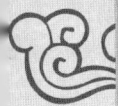

【处方用名】 肉桂——樟科 Lauraceae.

【经文】 菌桂，味辛、温。主百病，养精神，和颜色。为诸药先聘通使。久服轻身不老，面生光华，媚好常如童子。生山谷。

本经要义

菌桂： 菌桂为肉桂之药材品规，又称筒桂、小桂等。《本草拾遗》载："菌桂、牡桂、桂心，已上三色并同是一物……筒卷者，即菌桂也。以嫩而易卷。古方有筒桂，字似菌字，后人误而书之，习而成俗。"古人把卷成筒状之肉桂称之为菌桂。《新修本草》有筒桂之名。"……其小枝皮薄卷，乃二三重者，或名菌桂，或名筒桂。""菌"与"筒"字相近，即可能将"筒"误传为"菌"所致。

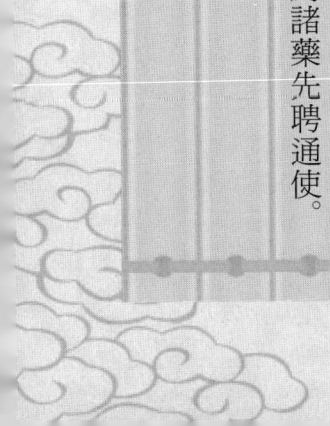

菌桂本草溯源

《吴普本草》：桂，一名止唾。

《名医别录》：菌桂，无毒。生交趾、桂林山谷岩崖间。无骨，正圆如竹，立秋采。

《本草经集注》：菌桂，味辛，温，无毒……交趾属交州，桂林属广州，而《蜀都赋》云：菌桂临崖。今世中不见正圆如竹者，惟嫩枝破卷成圆，犹依桂用，恐非真菌桂也。《仙经》

菌桂，味辛、温。主百病，养精神，和颜色。爲諸藥先聘通使。久服輕身不老，面生光華，媚好常如童子。生山谷。

乃有用菌桂，云三重者良，则判非今桂矣，必当别是一物，应更研访。

《图经本草》：桂……今岭表所出，则有筒桂、肉桂、桂心、官桂、板桂之名，而医家用之罕有分别者，旧说菌桂正圆如竹，有二、三重者，则今所谓筒桂也。筒、菌字近，或传写之误耳。或云即肉桂也。

《本草纲目》：桂有数种，以今参访：牡桂，叶长如枇杷叶，坚硬有毛及锯齿，其花白色，其皮多脂。菌桂，叶如柿叶，而尖狭光净，有三纵文而无锯齿，其花有黄有白，其皮薄而卷。今商人所货，皆此二桂。但以卷者为菌桂，半卷及板者为牡桂，即自明白。

综上所述，《神农本草经》所载菌桂，即现今之肉桂，即商品中的筒桂，亦即古代文献中的桂枝。

其余药物解读、医籍论选等项，参阅肉桂条。

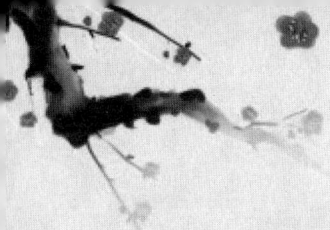

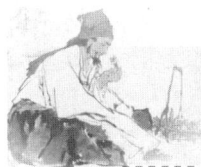

空青

【处方用名】空青——碳酸盐类矿物蓝铜矿（Azurite.）的矿石。成球形或中空者,主含成分$2CuCO_3 \cdot Cu(OH)_2$。

【经文】空青,味甘寒,主青盲,耳聋,明目,利九窍,通血脉,养精神。久服,轻身延年不老。能化铜、铁、铅、锡作金。生山谷。

本经要义

空青,在古代常作贵重之颜料,常与丹砂并称。《山海经》云:"皇人之山,其上多金玉,其下多青、雄黄。"郭璞注云:"空青曾青之属。"《范子计然》云:"空青出巴郡,白青,曾青出新淦,青色者善。"李斯《谏逐客书》文中言"西蜀丹青不为采",说明丹青和丹砂在古代为贵重绘画原料。曹元宇指出:空青、曾青、白青、扁青皆铜矿,当是诸种碱式碳酸铜,因形状不同而各异名。

空青本草溯源

《吴普本草》:空青,神农:甘。一经:酸。久服有神仙玉女来侍,使人志高。

《名医别录》:空青,味酸,大寒,无毒。主益肝气,治目赤痛,去肤翳①,止泪出,利水

---

① 肤翳:中医病证名。肤翳为多种原因所致而使视力减退的眼病,亦指角膜云翳。

空青,味甘寒,主青盲,耳聋,明目,利九窍,通血脉,养精神。久服,轻身延年不老。能化铜、铁、铅、锡作金。生山谷。

道，下乳汁，通关节，破坚积。久服令人不忘，志高神仙。生益州①及越巂山②铜处。铜精熏则生空青，其腹中空。三月中旬采，亦无时。

《本草纲目》：空青，空言质，青言色。

越巂属益州。益州诸郡无复有，恐久不采之故也。今出铜官者，色最鲜深，出始兴者弗如，凉州高平郡有空青山，亦甚多。今空青但圆实如铁珠，无空腹者，皆凿土石中取之。而以合丹成，则化铅为金。诸石药中，惟此最贵。医方乃稀用之，而多充画色，殊为可惜。

张果《玉洞要诀》③云：空青似杨梅，受赤金之精，甲乙阴灵之气，近泉而生，久而含润。新从坎中出，钻破中有水，久即干如珠，金星灿灿。《庚辛玉册》④云：空青，阴石也。产上饶⑤，似钟乳者佳，大片含紫色有光采。次出蜀严道⑥及北代山，生金坎中，生生不已，故青为之丹。有如拳头及卵形者，中空有水如油，治肓立效。出铜坑者亦佳，堪画。又有杨梅青、石青，皆是一体，而气有精粗。点化以曾青为上，空青次之，杨梅青又次之。《造化指南》⑦云：铜得紫阳之气而生绿，绿二百年而生石绿，铜始生其中焉。曾、空二青，则石绿之

---

① 益州：现今四川省成都市。

② 越巂山：古地名。"巂"，音西。今四川省凉山彝族自治州越西县境内。

③ 张果《玉洞要诀》："张果"，人名，唐代人，为传说中道教八仙之一。《玉洞要诀》是其著作之一。

④ 《庚辛玉册》：是朱权（1378—1448）的一部有关炼丹术的著作。明代李时珍在《本草纲目》中多次引用此书。

⑤ 上饶：古地名。三国时吴置。治在现今江西省上饶市西北天津桥之源。

⑥ 蜀严道："蜀"，即四川。"严道"，隋大业三年（607年）以蒙山（今四川省雅安市名山区境内），治所在今四川省雅安市东北方向与洪雅县西接壤处之严桥镇。古为茶道、盐道、药道。

⑦ 《造化指南》：为明代土宿真君作的本草著作，15世纪以前创作，首先于明宣德（1426—1434）朱权《庚辛玉册》中引录。李时珍在《本草纲目》中云："《造化指南》三十三篇，载灵草五十三种，云是土宿昆元真君所说，抱朴子注解，盖亦宋元时士假托者尔。"故李时珍又或称之为《土宿本草》。原书佚，李时珍在《本草纲目》中引用若干条文。

得道者,均谓之矿。又二百年得青阳之气,化为锗石①。观此诸说,则空青有金坑、铜坑二种。或大如拳卵,小如豆粒,或成片块,或若杨梅,虽有精粗之异,皆以有浆为上,不空无浆者为下也。方家以药涂铜物生青,刮下伪作空青者,终是铜青,非石绿之得道者也。

空青,甘、酸,寒,无毒。

按:李时珍对空青、扁青、白青等几种同类矿石药物进行详细考证和解读,以及其真伪鉴别。他指出:"方家以药涂铜物生青,刮下伪作空青者,终是铜青,非石绿之得道者也。"实为铜的氧化物,并不是真正的天然空青矿。

空青为临床极少用矿物药。

药物解读

《矿物药真伪图鉴及应用》收载:空青,为蓝铜矿成球形或中空者。来源于碳酸盐类孔雀石族矿物,主含碱式碳酸铜[$2CuCO_3Cu(OH)_2$]。

【**性味归经**】性寒,味甘、酸。有小毒,归肝经。

【**功能主治**】凉肝清热,明目去翳,活血利窍。用于目赤肿痛,青盲,雀目,翳膜内障,中风口㖞,手臂不仁,头风,耳聋等。

【**药材鉴别要点**】

空青为类球形,大小不一,大如拳头或杨梅,小如豆粒。蓝色,表面不平坦,多数中空,有的内有浆液。

---

① 锗石:"锗",音托。原意为黄铜矿石或自然铜。三国魏钟会《刍荛论》载:"夫莠生似禾,锗石像金。""锗石"指黄铜。

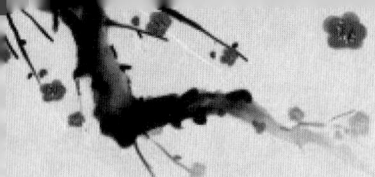

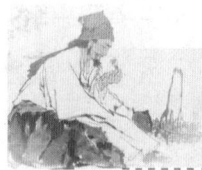

孔公孽

【处方用名】钟乳石——碳酸盐类方解石族矿物，钟乳石的中段部，主含 $CaCO_3$。

【经文】孔公孽，味辛温。主伤食不化，邪结气，恶创，疽瘘痔，利九窍，下乳汁。生山谷。

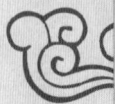

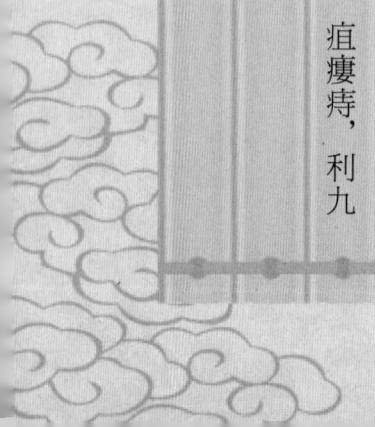

本经要义

孔公孽："孔"，表调空，窟窿。《尔雅·释诂》载："孔，间也。"邢昺疏云："孔者，穴也。"《玉篇》载："孔，窍也，空也。"又表达大，意在表殷孽为空洞，空心状。

"公"通"空"，亦表空洞、空心解。实为对孔公孽的形状描述。

"孽"，《太平御览》卷九八七引《本草经》及《吴普本草》"孽"均作"䕥"。

孔公孽本草溯源

《吴普本草》：孔公孽。神农：辛。岐伯：咸。扁鹊：咸，无毒。色青黄。

《名医别录》：孔公孽，无毒。主治男子阴疮，女子阴蚀，及伤食病，恒欲眠睡。一名通石，殷孽根也，青黄色。生梁山。

《本草经集注》：孔公孽，味辛，温，无毒，梁山属冯翊郡，此即今钟乳床也，亦出始兴，

孔公孽，味辛温。主伤食不化，邪结气，恶创，疽瘘痔，利九窍，下乳汁。生山谷。

皆大块折破之。凡钟乳之类,三种同一体,从石室上汁溜积久盘结者,为钟乳床,即此孔公孽也。其次长小茏炭者,为殷孽。今人呼为孔公孽。殷孽复溜,轻好者为钟乳。虽同一类,而疗体为异,贵贱悬殊。此二孽不堪丸散,人皆捣末酒渍饮之,甚疗脚弱。其前诸疗,恐宜水煮为汤也。按:今三种同根,而所生各异处,当是随其土地为胜尔。

按:陶弘景将石钟乳、殷孽、孔公孽三者之生成关系说得非常清楚,其基原相同,而药用部位不同,如同古人对当归的认识。古人将当归分为归头、归身、归尾一样,均属当归;而临床功效略有差异而已。苏颂亦赞同此说(参见《图经本草》石钟乳条)。

《本草纲目》:孔公孽(全陵本作"蘗")。孔窍空通,附垂于石,如木之芽蘖,故曰孔空蘖,而俗讹为孔公尔。

以姜石、通石二石推之,则似附石生而粗者,为殷孽;接殷孽而生,以渐空通者,为孔公孽;接孔公孽而生者,为钟乳。当从苏恭之说为优。盖殷孽如人之乳根,孔公孽如乳房;钟乳如乳头也。

综上所述,古之钟乳石(又名鹅管石)、殷孽、孔公孽,为同基原不同入药部位的三种药物。所含成分相同,故处方用名均应为钟乳石。

伤食不化:"伤食",又叫"食伤""宿食",泛指因饮食不节,或脾胃不运所致伤食、饮食停积,日久不化。

邪结气:"结气"即气结,气滞。"邪结气"指邪气结于胸腹腔中引起的各种病症,如气结腹痛、气滞腰痛、气滞气瘕、心悸等。

疽瘘痔:"疽",病名。《灵枢·痈疽》载:"愿尽闻痈疽之形,与忌日名。岐伯曰:痈发于嗌中,名曰猛疽,猛疽不治,化为脓……"疮面深而恶者为疽;疮面浅而大者为痈。临床卜痈和疽常合称"痈疽"。痈疽是气血为毒邪所阻滞,发于肌肉筋骨间的疮肿。现今按疽病早期的有头与无头,分为有头疽和无头疽两类。痈分为内痈和外痈两类。

"瘘",疮的管子或脓的隧道,久不愈合,即成瘘管。一般指阴症,多有此象。

"痔"，病名。古代对痔的认识有二：一泛指多种肛门部疾病。《素问·生气通天论》载："因而饱食，筋脉横解①，肠澼②为痔。"二指九窍中小肉突起。《医学纲目》③："凡人九窍中有小肉突起皆曰痔。"近现代认为，痔系直肠下端黏膜下和肛管皮肤下痔静脉扩张和曲张所形成的静脉团。按其生长部位不同分为内痔、外痔和内外痔三种。

利九窍："九窍"，头部七窍（眼二窍，鼻二窍，耳二窍，口）和前后二阴共为九窍。

乳汁：详见石钟乳"本经要义"之"乳汁"解。可互参。

药物解读

《中药大辞典》收载：孔公蘖，为碳酸盐类方解石族矿物方解石的钟乳状集合体，钟乳石中间稍细部分或有中空者。

【性味归经】性温，味甘、辛。归肺、肾、胃经。

【功能主治】通阳散结，化瘀散结，解毒。主治腰膝冷痛，癥瘕结聚，饮食不化，恶疮，痔瘘，乳汁不通等。

【药材（饮片）鉴别要点】

本部分内容详见"石钟乳"。

医籍论选

本部分内容参阅石钟乳"医籍论选"内容。可互参。

---

① 横解："横"，放纵之意。"横解"，纵缓懈弛之意。

② 肠澼：即痢疾。"澼"，指肠间水。《集韵·昔韵》载："澼，肠间水。"《素问·通评虚实论》载："帝曰：肠澼便血何如？岐伯曰：身热则死，寒则生。帝曰：肠澼下白沫何如？岐伯曰：脉沉则生，脉浮则死。帝曰：肠澼下脓血何如？岐伯曰：脉悬绝则死，滑大则生。帝曰：肠澼之属，身不热，脉不悬绝何如？岐伯曰：滑大者曰生，悬涩者曰死，以脏期之。""肠澼"指因肠中有积滞而引起的各种病证。《本草纲目·序例·神农本经名例》载："大腹水肿，肠澼下痢。"

③ 《医学纲目》：明代楼英著，系综合性医书。全书共40卷，分11部，以阴阳脏腑分病为纲。卷1~9为阴阳脏腑部，卷10~15为肝胆部，卷16~20为心小肠部，卷21~25为脾胃部，卷26为脾肺部，卷27为肺大肠部，卷28~29为肾膀胱部，卷30~33为伤寒部，卷34~35为妇人部，卷36~39为小儿部，卷40为运气部。本书资料丰富，纲目清晰，受到后世医家重视。

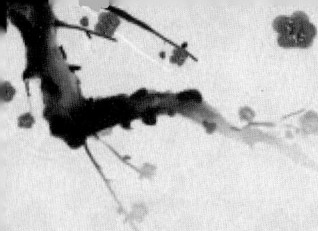

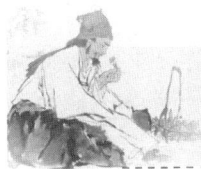

苦菜

【处方用名】苦苣菜——菊科 Compositae.

【经文】苦菜，味苦寒。主五脏邪气，厌谷，胃痹。久服，安心益气，聪察少卧，轻身耐老。一名茶草，一名选。生川谷。

本经要义

苦菜本草溯源

《名医别录》：苦菜，无毒。主治肠澼，渴热，中疾，恶疮。久服耐饥寒，高气不老。一名游冬，生益州，生山陵道旁，凌冬不死。三月三日采，阴干。

《本草经集注》：苦菜，味苦，寒，无毒……疑此即是今茗。茗，一名茶，又令人不眠，亦凌冬不凋，而嫌其止①生益州②。益州乃有苦菜，正是苦荬尔。上卷③上品白英下，已注之。《桐君药录》云：苦菜，三月生扶疏，六月

① 止：通"只""仅"。杨树达《词诠》卷五载："止，副词，仅也。"《庄子·天运》载："止可以一宿，而不可久处。"唐代柳宗元《黔之驴》载："技止此耳！"

② 益州：古指四川成都。

③ 上卷：此处系指《神农本草经》上卷。

苦菜，味苦寒。主五藏邪氣，厭穀，胃痹。久服，安心益氣，聰察少臥，輕身耐老。一名荼草，一名選。生川谷。

华①从叶出,茎直黄,八月实黑,实落根复生,冬不枯。今茗极似此,酉阳、武昌及庐江、晋熙皆好,东人正作青茗。茗皆有渤②,饮之宜人。凡所饮物,有茗及木叶、天门冬苗,并菝葜,皆益人,余物并冷利。又巴东间别有真茶③,火煏作卷结,为饮亦令人不眠,恐或是此。俗中多煮檀叶及大皂李作茶,并冷。又南方有瓜芦木,亦似茗,至苦涩。取其叶作屑,煮饮汁,即通夜不眠。煮盐人惟资此饮,而交、广最所重,客来先设,乃加以香芼辈④。"

按:陶弘景不识苦菜,认为是一种茶,误矣。

《本草纲目》:苦荼以味名也。经历冬春,故曰游冬。

苦菜即苦荬也,家栽者呼为苦苣,实一物也。春初生苗,有赤茎、白茎二种。其茎中空而脆,折之有白汁。胼⑤叶似花萝卜,菜叶而色绿带碧,上叶抱茎,梢叶似鹤嘴,每叶分叉,撦⑥挺如穿叶状。开黄花,如初绽野菊。一花结子一丛,如同蒿子及鹤虱子⑦,花罢则收敛,子上有白毛茸茸,随风飘扬,落处即生。

按:李时珍对苦菜的植物形态描述,与《中国高等植物图鉴》第四册第6 781图苦苣菜 Sonchus oleraceus L. 相一致。

综上所述,《神农本草经》所载之苦菜,为菊科 Compositae 菊苣族 Cichorieae 苦苣菜属 Sonchus 植物苦苣菜 Sonchus oleraceus L. 的全草。

---

① 六月华:"华",通"花"。表花,花朵。《说文解字》载:"华,荣也。"《诗经·周南·桃夭》载:"桃之夭夭,灼灼其华。"汉代蔡邕《释诲》载:"夫华离蒂而萎,条去干而枯。"晋代陆机《短歌行》载:"时无重至,华不再扬。""六月华",即六月花。

② 渤:音驳。表兴奋,兴起貌。《尔雅·释诂》载:"渤,作也。"《孟子见梁襄王》载:"天油然作云,沛然下雨,则苗渤然兴之矣。"

③ 荼:音途。古书上说的一种苦菜。

④ 芼辈:芼,音冒,表示拔取(菜、草);音毛,表示可供食用的野草或草铺地蔓延。《说文解字》载:"芼,草覆蔓。"段玉裁注:"覆地蔓延。""辈",表同等,同类。如我辈,若辈;流辈;侪辈。《玉篇·车部》载:"辈,类也。""芼辈",如同香草一样。

⑤ 胼:音便。"胼"通"骈",表"并列"之义。

⑥ 撦:音佘,表伸出,长出。

⑦ 如同蒿子及鹤虱子:李时珍在《本草纲目》天名精(鹤虱基原植物)条云:天名精……开小黄花,如小野菊花。结实如同蒿。

关于"茗"的解读

茗有两解。

一指茶叶。又指晚采的茶。《尔雅·释木》载："槚[1]，苦茶。"晋代郭璞注："今呼早采者为茶，晚取者为茗。"《世说新语·纰漏》："坐席竟，下饮，便问人云：'此为茶，为茗？'"唐代陆羽《茶经·一之源》："其名：一曰茶，二曰槚，三曰蔎[2]，四曰茗，五曰荈[3]。"

二指茶的通称。如品茗，香茗。北魏杨衒之《洛阳伽蓝记·正觉寺》："渴饮茗汁。"宋代黄庭坚《宜阳别元明用觞字韵》："别茗不眠听鼠啮，非关春茗搅枯肠。"

五脏邪气：参阅白蒿"本经要义"之"五脏邪气"解，可互参。

厌谷："厌"表嫌恶，憎恶。"谷"，一是表庄稼和粮食的总称；二表谷类作物，供食用，如稻子、谷子、小麦等。"厌谷"，讨厌食物，无食欲。

胃痹：中医病名，内脏痹证之一，与脾痹共称。胃痹由肌痹日久不愈，复感外邪，或饮食不调，脾气受损所致。症见四肢懈惰，胃脘胀痛，呕吐，反胃，吐清水，胸闷气窒，腹脘不适，不思饮食等。治宜温中益气，健脾消滞，散结。常用方剂：参苓白术散、枳实消痞丸等。

安心益气，聪察少卧，轻身耐老：为道家养身理念。本品又为《神农本草经》上品，故有此说。

药物解读

《中药大辞典》收载：苦菜，为菊科苦苣菜属植物苦苣菜 *Sonchus oleraceus* L. 的全草。

【性味归经】性寒，味苦。归心、脾、胃、大肠经。

---

① 槚：音假。茶树。《尔雅·释木》载："槚，苦茶。"郭璞注："树小似栀子，冬生叶，可煮作羹饮，今呼早采者为茶，晚取者为茗。一名荈，蜀人名之曰苦茶。"郝懿行义疏："今茶字古作荼……至唐陆羽著《茶经》始减一画作茶，今则知茶不复知荼矣。"

② 蔎：音社。一表香草名。《说文解字》载："蔎，香草也。"二表茶的别称。

③ 荈：音喘。泛指茶的老叶，即粗茶，亦泛指茶。陆德明释文引张揖《杂字》载："荈，茗之别名也。"《玉篇》载："荈，茶叶老者。"

【功能主治】清热解毒,凉血止血。主治肠炎,痢疾,黄疸,淋证,咽喉肿痛,口疮,痈疮肿毒,乳痈,痔漏,虫蛇咬伤,吐血,衄血,咯血,尿血,便血,崩漏等。

医籍论选

凉血,治血热妄行,止一切血症:吐血,咯血,咳血,衄血,大肠下血,女子逆经倒血。消痰,消瘿瘤,消咽喉结气。化痰毒,洗疮毒。

——明·兰茂《滇南本草》

苦菜,专入心、胃、大肠,禀气至阴,故味苦寒而不温,而经所列病证,有言能治五脏邪气者,邪热客于心也;胃痹渴热中痰者,热在胃也;肠澼者,热在大肠也;恶疮者,热瘀伤血肉也。苦寒总除诸热,故主之也。(解心、胃、大肠热。)热去则神自清,故久服安心益气,聪明少卧也。耐饥耐寒轻身不老者,总言其热去阴生,心安气益之神功也,此与苦苣同为一物,而形色稍异,治与苦苣相同。

——清·黄宫绣《本草求真》

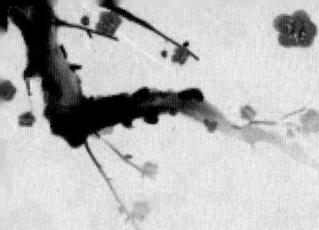

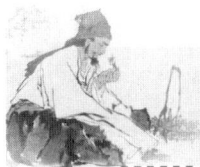

款冬花

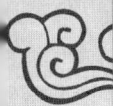

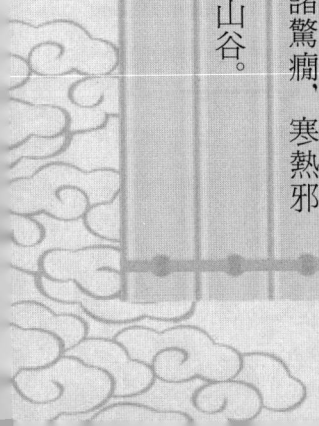

【处方用名】款冬花——菊科 Compositae.

【经文】款冬花，味辛温。主咳逆上气，善喘，喉痹，诸惊痫，寒热邪气。一名橐吾，一名颗东，一名虎须，一名兔奚。生山谷。

本经要义

款冬花：始载于《神农本草经》，列为中品。苏敬云："叶似葵而大，丛生，花出根下。"寇宗奭云："百草中，惟此不顾冰雪，最先春也，世又谓之钻冻。虽在冰雪之下，至时亦生芽，春时人或采以代蔬。入药须微见花者良。如已芬芳，则都无力也。"

"款"，有"至""到达"之义。《本草纲目》款冬花条载："款冬生于草冰之中。……款者，至也，至冬而花也。"《文选·张衡〈西京赋〉》载："掩长杨而联五柞，绕黄山而款牛首。"李善注引薛综曰："款，至也。"《艺文类聚》卷八十一引晋代傅咸《款冬赋》云："惟兹奇卉，款冬而生。"说的是款冬花不畏严寒，凌冬而生。款冬之名，义当由此也。《尔雅义疏》云："此花冬荣，忍冻而生，故有款冬、苦萃诸名。"颜师古注《急就篇》云："款东，即款冬也，亦曰款冻，以其凌寒叩冰而生，故为此名也。"李时珍在《本草纲目》中引晋代郭缘生《述征记》曰："洛水至岁末凝厉时，款冬生于草冰之中，则颗冻之名以此而得。后人讹为款冬，乃款冻尔。款者至也，至冬而花也"。款冬入冬孕蕾,历经数九寒天,至冬去春来时盛开,故名九九(农历逢冬数九)花、九尽花,冬花、款花,并为款冬花之省称。

款冬花本草溯源

《吴普本草》:款冬,十二月华(花),华(花)黄白。

《名医别录》:款冬花,味甘,无毒。主消渴,喘息呼吸。一名氐冬①。生常山及上党水傍。十一月采花,阴干。

《本草经集注》:款冬,味辛、甘,温,无毒……第一出河北②,其形如宿莼,未舒者佳,其腹里有丝。次出高丽、百济,其花乃似大菊花。次亦出蜀北部宕昌,而并不如。其冬月在冰下生,十二月、正月旦取之。

《图经本草》:款冬花,生常山山谷及上党水傍。今关中亦有之。根紫色,茎青紫,叶似草薢。十二月开黄花,青紫萼,去土一二寸,初如菊花萼,通直而肥实无子……十一月采花阴干,或云花生于冰下,正月旦采之。

综上所述,以上文献和所附药图,古今所用款冬花一致。

味辛温:《神农本草经》言:款冬花,性温,味辛。《临床中药学》《中国药典》载:款冬花,性温,味辛、微苦。归肺经。古今认识基本一致。

咳逆上气:参阅瓜蒂"本经要义"之"咳逆上气"解,可互参。

喘:病证名。喘指呼吸急促,喉间有痰鸣声,为哮喘的主症。《素问·阴阳别论》载:"阴争于内,阳扰于外,魄汗未藏,四逆而起,起则熏肺,使人喘鸣。"

喉痹:"痹"者"闭"也。喉痹为咽喉肿痛病的统称。《杂病源流犀烛》卷二十四载:"喉痹,痹者,闭也,必肿甚,咽喉闭塞。"临床工作中通常所说喉痹,多指发病及病程演变不危急,咽喉肿痛较轻,并有轻度吞咽不顺或声

---

① 氐冬:"氐",音底。表"至""抵达"之义。《说文解字》载:"氐,至也。"段玉裁注:"氐至言抵也。"《史记·律书》载:"明庶风居东方……南至于氐,氐者言万物皆至也。"在古代本草文献中,氐冬、艾冬花者,"氐""艾"皆有"至"之义。"艾",《广雅·释诂》载:"艾,至也。"据此,氐冬、艾冬花之名义与"款冬"同义,即"至冬"。

② 河北:指黄河以北。

音低哑、寒热等证候。外感、内伤均可引起喉痹。

惊痫：惊痫一是指急惊风发作。必为儿童常见病证之一；二是指小儿痫证的类型之一。惊，即惊厥。在儿科疾病中，凡因风而出现惊厥抽搐症状，统称为惊风。急惊风，以发病迅速、高热、眼红、昏迷抽搐、角弓反张、两目上视、牙关紧闭、口吐白沫、痰声辘辘等为主。其病因为外感六淫，或暴受惊恐，或痰积食滞所致。由外感六淫引起，初期伴有发热等；由惊恐诱发的，多不发热或发热不高，睡中惊惕啼哭；由痰积食滞所致的，有腹胀痛，便秘或大便腥臭，呕吐嗳酸等。凡急性热病有上述症状的均属急惊风，包括现代中枢神经的急性感染，如流行性脑膜炎、脑炎等。《小儿卫生总微论方》："小儿惊痫者，轻者但身热面赤，睡眠不安，惊惕上窜，不发搐者，此名惊也；重者上视身强，手足拳发搐者，此名痫也。"《千金要方》："起于惊怖大啼，乃发作者，此惊痫也。"

寒热邪气：寒邪、热邪的合称。

药物解读

《中华人民共和国药典》2020年版一部收载：款冬花，为菊科植物款冬 *Tussilago farfara* L. 的干燥花蕾。

【**性味归经**】性温，味辛、微苦。归肺经。

【**功能主治**】润肺下气，止咳化痰。用于新旧咳嗽，喘咳痰多，劳嗽咳血。

【**药材（饮片）鉴别要点**】

款冬花呈长圆棒状。单生或2~3个基部连生，习称"连三朵"。长1~2.5cm，直径0.5~1cm。上端较粗，下端渐细或带有短梗。外面被有多数鱼鳞状苞片，苞片外表面紫红色或淡红色，习称"绿衣红嘴"。内表面密被白色絮状茸毛，习称"蜘蛛丝"。体轻，撕开后可见白色茸毛。气香，味微苦而辛。

【**拓展阅读——中药饮片鉴别专用术语**】

连三朵：特指款冬花的头状花序常2~3个基部连生。

绿衣红嘴："绿衣"特指款冬花头状花序下的总苞片呈紫红色、带绿色；"红嘴"特指款冬花顶端没有开放的舌状花和管状花呈淡红色，开放后变黄色。

蜘蛛丝:特指款冬花苞片内表面的绵毛状物折断后成白色细丝,状如"蜘蛛丝"。

【临床药师、临床医师注意事项】

目前市场上有将菊科植物蜂斗菜 *Petasites japonicus*(Sieb. et Zucc.)Fr. Schmidt 的干燥花蕾作为款冬花入药。

鉴别要点:药材呈黄白色,花蕾具长柄,无"连三朵",撕开花后断面呈黄色,无白色絮状丝,注意鉴别。

医籍论选

款冬气味辛温,从阴出阳,主治肺气虚寒之咳喘。若肺火燔灼,肺气焦满者,不可用。《济生方》中,用百合、款冬二味为丸,名百花丸。治痰嗽带血,服之有愈有不愈者。寒嗽相宜,火嗽不宜也。卢子由曰:款冬《本经》主治咳逆上气,善喘喉痹,因形寒饮冷,秋伤于湿者,宜之。如火热刑金,或肺气焦满,恐益销烁矣。

——清·张志聪《本草崇原》

厥阴、少阳木火之气结于喉中,则为喉痹。款冬得金水之气,金能平木,水能制火,故可治也。惊痫,寒热邪气,为病不止一端,故曰诸惊痫,寒热邪气。款冬禀太阳寒水之气,而上行外达,则阴阳水火之气自相交会,故可治也。

——清·陈修园《神农本草经读》

肺金主气,气逆则火乘金,而咳逆上气气喘矣;其主之者,味辛润肺,气温宣通,则肺金下降之令行而诸症平也。喉痹者,火结于喉而闭塞也,喉亦属肺。款冬辛温通肺,故并主喉痹也。诸惊痫寒热邪气者,惊有虚实之别,痫有五脏之分,其类不一,所以邪气亦有寒热之殊也。其主之者,以其邪虽有寒热之殊,然皆厥阴肝木气逆火炎之症。款冬辛温,温能达肝,辛能降气,气降火平,邪气退矣。

——清·叶天士《本草经解》

款冬花,味辛、气温。入手太阴肺经。降冲逆而止嗽喘,开痹塞而利咽喉。

《金匮》射干麻黄汤(射干三两,麻黄四两,生姜四两,细辛三两,紫菀三两,款冬花三两,大枣七枚,半夏半升洗,五味子半升)。用之治咳而上气,喉中如水鸡声。以其开痹而止喘也。

　　款冬降逆破壅，宁嗽止喘，疏利咽喉，洗涤心肺，而兼长润燥。肺逆则气滞而津凝，故生烦躁。肺气清降，浊瘀荡扫，津液化生，烦躁自止。其诸主治，除肺痈脓血，去痰涕胶黏，开咽喉喘阻，润胸膈烦躁，皆去浊还清之力也。

——清·黄元御《长沙药解》

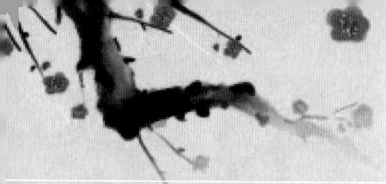

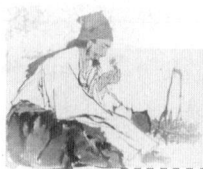

蠡实

【处方用名】马蔺子——鸢尾科 Iridaceae.

【经文】蠡实,味甘平。主皮肤寒热,胃中热气,风寒湿痹,坚筋骨,令人嗜食。久服轻身。花叶,去白虫。一名剧草,一名三坚,一名豕首。生川谷。

本经要义

蠡实:"蠡",一表蛀木。《说文解字》载:"蠡,虫啮木虫也。"段玉裁注:"此非虫名,乃谓蠡之食木曰蠡也……蠡之言劙①也,如刀之劙物。"二表器物因腐蚀或磨损而将断。《正字通》载:"凡器物用久剥落若虫蚀者谓之蠡。"

> ### 蠡实本草溯源
>
> 《吴普本草》:蠡实,一名剧草,一名三坚,一名刷荔华(花)。
>
> 《名医别录》:蠡实。温,无毒。主止心烦满,利大小便,长肌肤肥大。花叶,治喉痹,

---

① 劙:音离。表割,划开。《说文解字》载:"劙,剥也;剖也。"《尸子》卷下:"弓人劙筋,则知牛长少。"《新唐书·宦者传·杨思勖》:"所得俘,必剥面,劙脑,褫发皮以示人。"《尸子》为尸佼所著。《汉书·艺文志》杂家载"《尸子》二十篇"。宋时全书已亡,王应麟《汉艺文艺志考证》云:"《李淑书目》存四卷,《广馆阁书目》止存二篇,合为一卷。"其本皆不传。

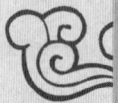

蠡實,味甘平。主皮膚寒熱,胃中熱氣,風寒濕痹,堅筋骨,令人嗜食。久服輕身。花葉,去白蟲。一名劇草,一名三堅,一名豕首。生川谷。

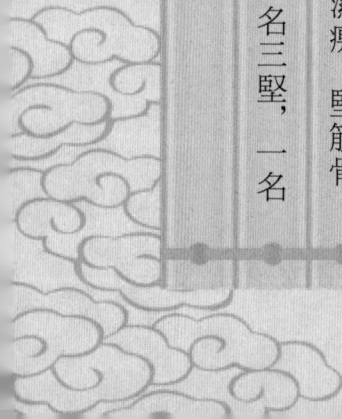

多服令人溏泄。一名荔实。生河东。五月采实，阴干。

《本草经集注》：蠡实，味甘，平、温，无毒……一名荔实，一名剧草，一名三坚，一名豕首。生河东川谷。五月采实，阴干。方药不复用，俗无识者，天名精亦名豕首也。

《图经本草》：蠡实，马蔺子也，北人音讹呼为马楝子。生河东川谷。今陕西诸郡及鼎①、澧州②亦有之，近京③尤多。叶似薤而长厚，三月开紫碧花，五月结实作角子，如麻大而赤色有棱，根细长，通黄色，人取以为刷。三月采花，五月采实，并阴干用。

按：所附药图"冀州蠡实"，与《中国高等植物图鉴》第五册第7 987图马蔺子 Iris ensata Thunb. 相一致。

《本草纲目》：蠡草生于荒野中，就地丛生，一本二三十茎，苗高三四尺，叶中抽茎，开花结实。

《别录》蠡实亦名荔实，则蠡乃荔字之讹也。张揖《广雅》④云：荔又名马蔺，其说已明。又按周定王《救荒本草》⑤言其嫩苗味苦，炸⑥熟换水浸去苦味，油盐调食，则马蔺亦可作菜矣。

凡入药炒过用，治疝则以醋拌炒之。

按叶《水东日记》⑦云：北方田野人患胸腹饱胀者，取马楝花擂凉

---

① 鼎：州名。宋大中祥符五年（1012 年）改朗州置。治所在武陵。辖境相当于今湖南省常德、汉寿、沅江、桃源等。

② 澧州：隋开皇九年（589 年）置松州，不久改为澧州。治所在澧阳（今湖南澧县）。唐辖境相当于今湖南澧水流域西起大庸东至安乡各县。

③ 京：指西安。

④ 张揖《广雅》：指三国魏张揖撰《广雅》。三卷，共一万八千一百五十字。其书体例篇目依《尔雅》，字按意分别布局，释义多沿用同义相释的方法。因博采汉代经书笺注《方言》《说文解字》等字书增广补充，故名《广雅》。张揖，字雅让，清河人。明帝太和中为博士，著《古今字诂》《广雅》等。现仅存《广雅》一书。

⑤ 《救荒本草》：明朱棣撰，为我国 15 世纪一部著名的植物图谱。本书展示了我国某些植物的分布情况，介绍了各种可食植物（充饥）。每物一图，文图对照。文字精炼，内容充实切用，亦是古代药物学考证的重要资料。

⑥ 炸：地方方言。把熟菜放进开水里略煮一下取出。如今日南阳人：炸一下菠菜。

⑦ 《水东日记》：第一卷序例"引据古今经史百家书目"载：《叶盛水东日记》。《水东日记》为明代叶盛（1420—1474）所撰，四十卷。该书主要记述了明代前期典章制度等，有较高的史料价值。

水服,即泄数行而愈。据此则多服令人泄之说有验,而蠡实之为马蔺更无疑矣。

寒热:一是指寒证和热证的合称。《灵枢·禁服》:"必审按其本末,察其寒热,以验其脏腑之病。"

二是指邪气之寒热性质。常与"邪气"联系。如《灵枢·寒热》:"黄帝问于岐伯曰:寒热瘰疬在于颈腋者,皆何气使生? 岐伯曰:此皆鼠瘘寒热之毒气也,留于脉而不去者也。""毒气"即"邪气"。

三是指寒热相兼的病证。《素问·皮部论》:"阳明之阳……其色多青则痛,多黑则痹,黄赤则热,多白则寒,五色皆见,则寒热也……"

四是指疾病的症状,即病后发冷发热之症状表现。《素问·风论》:"风气藏于皮肤之间,内不得通,外不得泄,风者善行而数变,腠理开则洒然寒,闭则热而闷,其寒也则衰食饮,其热也则消肌肉,故使人怢栗而不能食,名曰寒热。"《诸病源候论·冷热病诸候·寒热候》:"因于露风,乃生寒热。凡小骨弱肉者,善病寒热。骨寒热,病无所安。"

祝按:寒热,为中医八纲辨证中鉴别疾病属性的两个纲领。"阳胜则热,阴胜则寒"。寒热是阴阳偏胜偏衰的具体表现。辨别疾病的属寒属热,对确定治疗原则有着重要意义。中医治法之"寒者热之""热者寒之",是立法处方遣药的重要依据。

胃中热气:指胃热病,即热邪犯胃,或过食煎炒炙煿食物以致胃中燥热之病症。症见口渴,口臭,易饥嘈杂,小便短赤,大便秘结等。若胃热化火,则可见口腔糜烂、牙龈肿痛等。

风寒湿痹:指风、寒、湿邪所致之痹证。《素问·痹论》载:"风寒湿三气杂至,合而为痹也。其风气胜者为行痹,寒气胜者为痛痹,湿气胜者为著痹也。"

坚筋骨:使筋骨强健。

令人嗜食:"嗜",音市。一表喜欢;爱好。《说文解字》载:"嗜,嗜欲,喜之也。"《诗经·小雅·楚茨》载:"苾芬孝祀,神嗜饮食。"二表贪求。《广雅·释诂》载:"嗜,贪也。"《国语·楚语》载:"吾闻国家将败,必用奸人,而嗜其疾味。"韦昭注:"嗜,贪也。""食"指食物。"令人嗜食",使人喜欢吃东西,增进饮食之义。

久服轻身:蠡实能使人增进食欲,身体强健,故《神农本草经》言"久服轻身"。

白虫:寄生虫,如寸白虫等。《金匮要略·禽兽鱼虫禁忌并治》载:"食生肉,饱饮乳,变成白虫。"此处白虫指寸白虫,即猪绦虫。

药物解读

《中药大辞典》收载:马蔺子,为鸢尾科植物马蔺 *Iris lactea Pall. var chinensis*(Fisch.)Koidz. 的种子。别名:蠡实、荔实、马楝子等。

【**性味归经**】性平,味甘。归肝、脾、胃、肺经。

【**功能主治**】清热利湿,止血,解毒。用于治疗黄疸,淋浊,小便不利,食积,吐血,衄血,便血,崩漏,疮肿瘰疬,疝气等。

【**药材(饮片)鉴别要点**】

马蔺子种子呈不规则的多面体,长约 5mm,宽 3~4mm。表面红棕色或黑棕色,表面略有细皱纹;基部有浅色种脐,先端有合点,略突起。质坚硬,不易破碎。切断面胚乳发达,灰白色,角质,胚位于种脐的一端,白色,细小弯曲,气微,味淡。

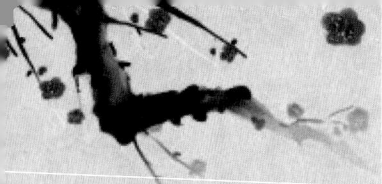

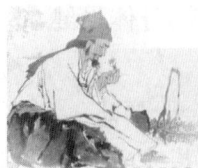

蠡
魚
，
味
甘
寒
。
主
濕
痹
，
面
目
浮
腫
，
下
大
水
，
一
名
鮦
魚
。
生
池
澤
。

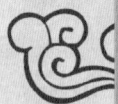

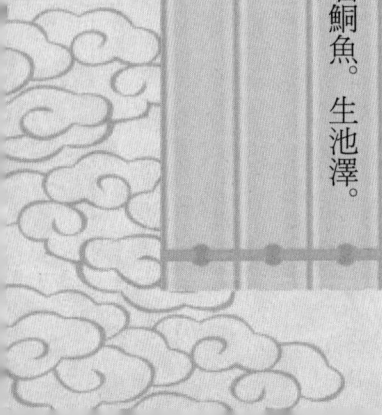

【处方用名】鳢鱼——鳢科 Ophicephalidae.

【经文】蠡鱼，味甘寒。主湿痹，面目浮肿，下大水，一名鮦鱼。生池泽。

本经要义

蠡鱼："蠡"，音离。原义为虫蛀木。《说文解字》载："蠡，虫啮木中也。"段玉裁注："此非虫名，乃谓蠡之食木曰蠡也……蠡之言劙也，如刀之劙物。"又表器物因腐蚀或磨损而将断。《玉篇·虫部》载："蠡，薄之而欲破也。"《正字通·虫部》："凡器物用久剥落若虫蚀者谓之蠡。"

蠡鱼本草溯源

《名医别录》：蠡鱼，无毒。主治五痔，有疮者不可食，令人瘢白。生九江，取无时。又，蠡鱼肠及肝，主久败疮中虫。

《本草经集注》：蠡鱼，味甘，寒，无毒……今皆作鳢字，旧言是公蛎蛇所变，然亦有相生者，至难死，犹有蛇性。合小豆白煮，以疗肿满甚效。

《图经本草》：蠡鱼生九江池泽，今处处有之……则似今俗间所谓黑鳢鱼者，亦至难死，形近蛇类，浙中人多食之。

《本草纲目》:鳢首有七星,夜朝北斗,有自然之礼,故谓之鳢。

形长体圆,头尾相等,细鳞玄色,有斑点花文,颇类蝮蛇,有舌有齿有肚,背腹鬐连尾,尾无歧。形状可憎,气息腥恶,食品所卑。南人有珍之者,北人尤绝之。

综上所述,《神农本草经》所载蠡鱼,即现今各地所养之鳢鱼,有的地方又叫乌鱼。为鳢科水生动物乌鳢 *Ophicephalus argus* Cantor. 的肉或全体。

湿痹:痹证之一。详见白鲜"本经要义"之"湿痹"解。可互参。

浮肿:指水肿。

下大水:指利水,消肿。"大水"即严重水肿。

药物解读

《中药大辞典》收载:鳢鱼。异名:蠡鱼(《神农本草经》)、乌鱼(《滇南本草》)等。为鳢科动物乌鳢 *Ophicephalus argus* Cantor. 的肉或全体。

【性味归经】性寒,味甘。归心、脾、胃经。

【功能主治】补脾,利水。治疗水肿,湿痹,脚气,痔疮,疥癣等。

医籍论选

乌鱼,味甘,性平。无毒。主治补中调元。大补气血。治妇人干血(劳)症。煅为末服之。又煮茴香食,治下元虚损。

七星鱼即墨鱼。按《本草》谓之鳢鱼,又谓之乌啄,然生长滇土,谓之黑鱼。不若即谓之黑鱼,使人闻而即知也,何必易名七星鱼。

——明·兰茂《滇南本草》

鳢鱼,强阳养阴,退风去湿。治妇人血枯,经水不调,崩淋二带,理腰脚气。鳞、尾败毒去风,养肝益肾,通经利湿。

——清·叶天士《本草再新》

鳢鱼胆,专入心脾,即属乌鳢。又名七星鱼者是也。其物伏土胜水,味甘性寒,无毒。凡人身患十种水气,垂死,可用肉与冬瓜、葱白以治。且煮汤浴儿,可以稀痘。

胆味书虽载甘,然尝之终苦。凡喉痹将死者,点入即愈。病深者水调灌之亦可。

——清·黄宫绣《本草求真》

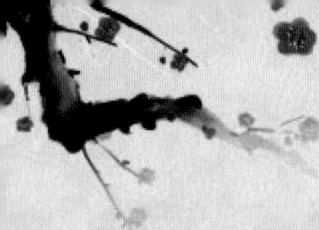

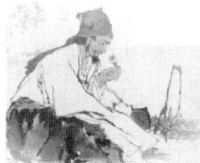

鲤鱼胆

【处方用名】鲤鱼胆——鲤科 Cyprinidae.

【经文】鲤鱼胆,味苦寒。主目热赤痛,青盲,明目。久服,强悍,益志气。生池泽。

本经要义

鲤鱼胆:鲤鱼的苦胆。《本草和名》卷下、《医心方》卷一引《神农本草经》均作"鲤鱼",尚志钧、曹元宇辑本作"鲤鱼胆"。

鲤鱼胆本草溯源

《名医别录》:鲤鱼胆,无毒。肉,味甘,治咳逆上气,黄疸,止渴。生者,治水肿脚满,下气。骨,治女子带下赤白。齿,治石淋。生九江,取无时。

《本草经集注》:鲤鱼胆,味苦,寒,无毒……鲤鱼,最为鱼之主,形既可爱,又能神变,乃至飞越山湖,所以琴高乘之。山上水中有鲤不可食。又鲤鲊①不可合小豆藿食之。其子②合猪肝食之,亦能害人尔。

---

① 鲤鲊:"鲤",鲤鱼。"鲊",音眨。经过腌制的鱼类食品。《释名·释饮食》载:"鲊,菹也,以盐米酿鱼以为菹,熟而食之也。""鲤鲊",即腌制的鲤鱼。

② 其子:"子"指鲤鱼卵。"其子合猪肝食之,亦能害人尔。"是说鲤鱼卵有毒,与现今认识一致。

《**图经本草**》:鲤鱼,生九江池泽。今处处有之,即赤鲤鱼也,其脊中鳞一道,每鳞上皆有小黑点,从头数至尾,无大小皆三十六鳞。古语云:五尺之鲤与一寸之鲤,大小虽殊而鳞之数等是也。

《**本草纲目**》:鲤鱼。鲤鳞有十字文理,故名鲤。

综上所述,古今药用鲤鱼相一致。

目热赤痛:眼科疾病,眼睛红肿疼痛。

青盲:中医病证名。青盲多由肝肾亏虚,精血虚损,目窍萎闭所致。《诸病源候论》载:"青盲者,谓眼本无异,瞳子黑白分明,直不见物耳。"所载指眼睛外观无异常而逐渐失明者,相当于现代眼病之视神经萎缩。治宜滋补肝肾,填精补髓,开窍明目等。

强悍,益志气:使身体强壮,精力充沛。

药物解读

《中药大辞典》载:鲤鱼,为鲤科动物鲤鱼 *Cyprinus carpio* L. 的肉或全体。

【**性味归经**】性平,味甘。归脾、肺、肝经。

【**功能主治**】利水,消肿,下气,通乳。用于治疗水肿胀满,脚气,黄疸,咳嗽气逆,乳汁不通等。

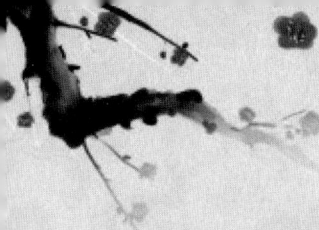

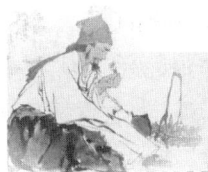

蜜蜡

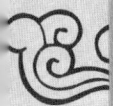

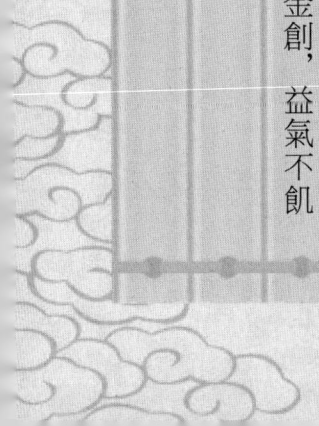

蜜蠟，味甘微溫。主下利膿血，補中續絕傷，金創，益氣不飢耐老。生山谷。

【处方用名】蜜蜡——蜜蜂科 Apidae.

【别称】黄蜡（《金匮要略》）、蜡（《肘后备急方》）、蜜跖（《本草经集注》）、蜂白蜡（《中药大辞典》）、黄占（《种福堂公选良方》）、白占（《简明中医辞典》）。

【经文】蜜蜡，味甘微温。主下利脓血，补中续绝伤，金创，益气不饥耐老。生山谷。

本经要义

蜜蜡：蜜蜡为动物、矿物或植物所产生的某些油脂，易熔化，不溶于水，如蜂蜡、白蜡（虫白蜡）、石蜡。《广韵》载："蜡，蜜蜡。"《篇海类编·鳞介类·虫部》载："蜡，蜜滓也，蜂脾融者为蜜，凝者为蜡。"

蜜蜡，始载于《神农本草经》，列为上品。陶弘景云："生于蜜中，故谓蜜蜡。蜂皆先以此为蜜跖。"蜂蜡色黄，故名黄蜡。黄蜡再经熬炼脱色而至色白，故为白蜡。白蜡多呼作蜂白蜡，以与虫白蜡相别也。黄占，即黄蜡；白占，即白蜡。"蜡"，字本作蠟，因字文繁，处方遂书呈"占"以代"蠟"字。"占"字在药名中无本义，仅为医家与药肆约定俗成之省写字。

蜜蜡本草溯源

《名医别录》：蜜蜡，无毒。白蜡，治久泄澼后重见白脓，补绝伤，利小儿。久服轻身，不饥。生武都，生于蜜房木石间。

《本草经集注》：蜜蜡，味甘，微温，无毒……此蜜蜡尔，生于蜜中，故谓蜜蜡。蜂皆先以此为蜜跖①，煎蜜亦得之。初时极香软，人更煮炼，或加少醋酒，便黄赤，以作烛色为好。今药家皆应用白蜡，但取削之，于夏月日曝百日许自然白，卒用之，亦可烊内水中十余过亦白。俗方惟以合疗下丸，而《仙经》断谷最为要用，今人但嚼食方寸者，亦一日不饥也。

《图经本草》：蜜，生武都山谷、河源山及诸山中。今川蜀、江南、岭南皆有之。蜡、白蜡，生武都山谷，出于蜜房木石间，今处处有之，而宣、歙、唐、邓、伊洛间尤多……蜡，蜜脾②底也，初时香嫩，重煮治乃成。药家应用白蜡，更须煎炼水中烊十数过即白。古人荒岁多食蜡以度饥，欲啖，当合大枣咀嚼即易烂也。

《本草纲目》：蜡犹鬣也，蜂造蜜蜡而皆成鬣也。

蜡乃蜜脾底也。取蜜后炼过，滤入水中，候凝取之，色黄者俗名黄蜡，煎炼极净色白者为白蜡，非新则白而久则黄也。与今时所用虫造白蜡不同。

《中药材手册》：蜂蜡，为蜜蜂科昆虫中华蜜蜂 *Apis cerana* Fabr. 或意大利蜜蜂 *Apis mellifera* L. 分泌的蜡质，经精制而成。取下蜂巢，除去蜂蜜后，捣碎放入水中，加热使其溶化，除去上层之泡沫杂质，趁热用布过滤，滤液冷后蜂蜡即凝结成块，浮于水面，取出即可。

下利脓血：指痢疾。

补中：补中焦，补中益气。

续绝伤："绝伤"，即跌打损伤。

---

① 跖：音直。跖，表脚掌，足跟。《淮南子·说山训》载："善学者，若齐王之食鸡，必食其跖，数十而后足。"《说文解字》载："跖，足下也。"徐锴《系传》载："足底也。"李时珍云："蜡乃蜜脾底也。"故蜜跖者，即蜜蜡也。

② 脾：音必。"脾"通"髀"，大腿。《庄子·在宥》载："鸿蒙方将拊髀雀跃而游。"

金创："创"通"疮"。由金属器刃损伤肌体所致,创伤肿痛或感染之中医外科疾病。在古代,箭毒伤人,猎兽、战将中箭落马,猎物中箭倒地,均是箭头乌头毒物侵袭心脏和神经系统所致,故"金创",应作金属箭毒解。《诸病源候论·金疮初伤候》:"被金刃所伤,其疮多有变动。"《诸病源候论·毒箭所伤候》:"夫被弓弩所伤,若箭镞有罔药,入人皮脉,令人短气,须臾命绝。"《诸病源候论·箭镞金刃入肉及骨不出候》:"箭镞金刃中骨,骨破碎者,须令箭镞出……"《诸病源候论·金疮肠出候》:"此谓为矛箭所伤。"

益气,不饥,耐老:详见石蜜"本经要义"之"强志轻身,不饥不老"解。可互参。

药物解读

《中华人民共和国药典》2020 年版一部收载:蜂蜡,为蜜蜂科昆虫中华蜜蜂 Apis cerana Fabr. 或意大利蜂 Apis mellifera L. 分泌的蜡。将蜂巢置水中加热,滤过,冷凝取蜡或再精制而成。

【性味归经】性微温,味甘。归脾经。

【功能主治】解毒,敛疮,生肌,止痛。外用于溃疡不敛,臁疮糜烂,外伤破溃,烧烫伤等。

【用法用量】
外用适量,熔化敷患处。常作中成药赋形剂及油膏基质。

【药材(饮片)鉴别要点】
蜂蜡呈不规则的团块状,大小不一。呈黄色、淡黄棕色或黄白色,不透明或微透明,表面光滑。体较轻,蜡质,断面砂粒状,用手搓捏能软化。具有蜂蜜样香气,味微甜。

医籍论选

蜂蜡乃蜜脾底也。取蜜后将底炼过,滤入水中候凝,取之即成蜡矣。今人谓之黄蜡,以其生自蜜中,故名蜜蜡。

蜂采花心,酿成蜜蜡,蜜味甘,蜡味淡,禀阳明太阴土金之气,故主补中益气。蜜蜡味淡,今曰甘者,淡附于甘也。主治下痢脓血,补中。言蜜蜡得阳明中土之气,治下痢脓血,以其能补中也。续绝伤金疮,益气,言蜜蜡得太阴金精之气,续金疮之绝伤,以其能益气也。补中益气,故不饥耐老。

——清·张志聪《本草崇原》

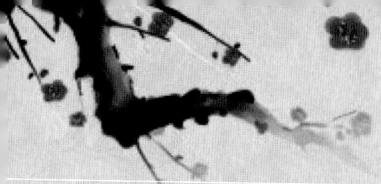

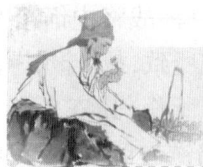

木兰

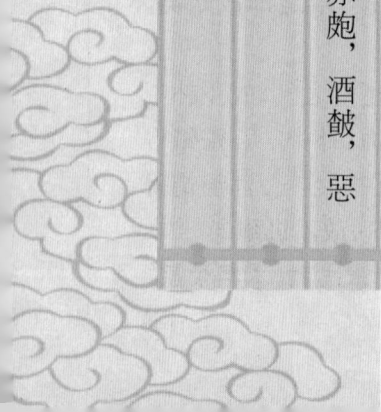

木
蘭
，
味
苦
寒
。
主
身
大
熱
在
皮
膚
中
，
去
面
熱
，
赤
皰
，
酒
皶
，
惡
風
，
癲
疾
，
陰
下
癢
濕
，
明
耳
目
。
一
名
林
蘭
。
生
川
谷
。

【处方用名】 玉兰皮——木兰科 Magnoliaceae.

【经文】 木兰，味苦寒。主身大热在皮肤中，去面热，赤疱，酒皶，恶风，癫疾，阴下痒湿，明耳目。一名林兰。生川谷。

本经要义

木兰本草溯源

《广雅》：木兰，桂兰也。

《名医别录》：木兰，无毒。主治中风、伤寒，及痈疽、水肿，去臭气。一名杜兰，皮似桂而香。生零陵及太山。十二月采皮。阴干。

《本草经集注》：木兰，味苦，寒，无毒……零陵诸处皆有，状如楠树，皮甚薄而味辛香。今益州有，皮厚，状如厚朴，而气味为胜。故《蜀都赋》①云：木兰椽桂也。今东人②皆以山桂皮当之，亦相类，道家用合香，亦好也。

---

① 《蜀都赋》：西汉杨雄所著《三都赋》(《魏都赋》《吴都赋》《蜀都赋》)之一。《三都赋》写的是魏、蜀、吴三国的国都，而《蜀都赋》是写整个蜀国之国情，如人们生活习俗、物产等。当时人们为了传抄此赋，京城洛阳的纸因而涨价，故有"洛阳纸贵"之语。

② 东人：泛指南方人。

《图经本草》:木兰,生零陵山谷及泰山。今湖、岭、蜀川诸州皆有之。木高数丈,叶似菌桂叶,亦有三道纵文(指叶面有三条明显,纵向叶脉),皮如板桂,有纵横纹,香味劣于桂,此与桂枝全别。而韶州所生,乃云与桂同是一种,取外皮为木兰,中肉为桂心,盖是桂中之一种耳。

按:苏颂指出了木兰皮与肉桂皮的相似点,从古到今,有将木兰皮当桂皮(肉桂)用,将其花蕾当辛夷使用,至今亦是如此,注意鉴别。

《本草纲目》:木兰枝叶俱疏,其花内白外紫,亦有四季开者,深山生者尤大,可以为舟……其花有红、黄、白数色。

清代陈淏子《花镜》:木兰,一名木莲,一名杜兰,生零陵山谷及泰山上。状如楠树,高数丈,枝叶扶疏。皮似桂而香,叶似长生,有三道纵纹;花似辛夷,内白外紫,亦有红、黄、白数种。交冬则荣,亦有四季开者,实如小柿,甘美可食。

综上所述,历代本草文献所载木兰,即《中国高等植物图鉴》第一册第1 572图玉兰 *Magnolia Denudata* Desr.。

别名:木兰。花蕾也入药,各地亦作辛夷入药。

大热在皮肤中:"大热"指肌体有广阔的热势。因露于体表,叫大热在皮肤中。

面热:头面部发热。

赤疱:"疱",面疮,指皮肤上长得像水泡的小痤疮,也指凸出皮肤的火疮或脓疱。赤疱,指痤疮。

酒皶:指酒齇(音渣)鼻(酒渣鼻)。"皶"同"齇"。《集韵·麻韵》载:"皶,亦作齇。"《素问·生气通天论》载:"劳汗当风,寒薄为皶,郁乃痤。"(如果劳动时汗出后,又受到风寒邪气的侵袭,寒气郁闭体表的阳气,发生酒皶鼻,或者郁积日久,使面部生长粉刺。)王冰注:"皶刺长于皮中,形如米,或如针,久者上黑,长一分余,色白黄而瘦(疑'瘦')于玄府①中,俗曰

---

① 玄府:即皮肤的汗孔。

粉刺。"

酒渣鼻系由于脾胃湿热上熏于肺,血瘀凝结而引起的病症。主要症状如鼻头血管扩张,局部皮肤发红,病久则呈紫红色,皮肤变厚,鼻头增大,表面隆起高低不平,状如赘瘤。

恶风:"恶",音厄。恶风,指风邪之中凶恶者。

阴下痒湿:指男女前阴皮肤湿疹病变。

明耳目:使耳聪目明。

药物解读

《中药大辞典》载木兰皮,为木兰科植物辛夷 *Magnolia liliflora* Desr. 的树皮。

【**性味**】性寒,味苦。

【**功能主治**】治酒疸,酒皶面疮,阴下湿痒,痈疽,水肿等。

【**拓展阅读——目前各地使用的木兰皮**】

目前各地使用的木兰皮品种如下。

1. 木兰科植物玉兰 *Magnolia denudata* Desr.

2. 木兰科植物望春花 *Magnolia biondii* Pamp.

3. 木兰科植物武当玉兰 *Magnolia sprengeri* Pamp.

4. 木兰科植物紫玉兰 *Magnolia liliflora* Desr.

5. 木兰科植物黄山玉兰 *Magnolia cylindrica* Wils.

本品为少常用中药,现代药草文献收载甚少。

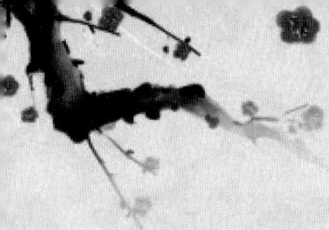

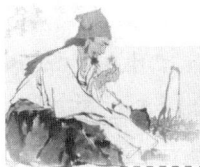

藕实茎

【处方用名】藕——睡莲科 Nymphaeaceae.

【经文】藕实茎，味甘平。主补中养神，益气力，除百疾。久服，轻身耐老，不饥延年。一名水芝丹。生池泽。

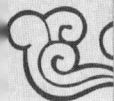

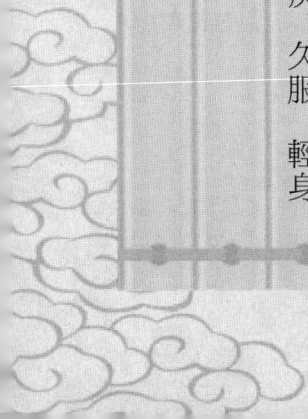

本经要义

藕实茎："藕"，睡莲科植物莲 *Nelumbo nucifera* Gaertn. 的根状茎。肥大有节，表面带土黄色，里面白色，中间有管状小孔，折断处有丝相连。食用及制淀粉。中医以节入药。

《尔雅·释草》："荷叶，芙蕖……其实莲，其根藕。"《玉篇·草部》载："藕，荷根。"唐代孟郊《去妇》载："妾心藕中丝，虽断犹牵连。"《花镜》载："荷花总名芙蕖，一名水芝。其蕊曰菡萏，结实曰莲房，子曰莲子，叶曰蕸，其根曰藕。"莲花有花，叶两柄，皆从藕出。李时珍云："花叶常偶生，不偶不生，故根曰藕。"

藕实茎本草溯源

《名医别录》：藕实茎，寒，无毒。一名莲。生汝南，八月采。又，藕，主热渴，散血，生肌。久服令人心欢。

《本草经集注》：藕实茎，味甘，平、寒，无毒……即今莲子，八月、九月取坚黑者，干捣破之。花及根并入神仙用。今云茎，恐即是根，不尔不应言甘也。宋帝时，太官作羊血蛤①，庖人削藕皮误落血中，遂皆散不凝，医仍用藕疗血多效也。

《图经本草》：藕实茎，生汝南池泽。今处处有之。生水中，其叶名荷……其根藕，幽州人谓之光旁，至深益大如人臂……大抵功用主血多效，乃因宋太官作血蛤，庖人削藕皮误落血中，遂散不凝，自此医家方用主血也。

综上所述，古今所用藕实茎（莲之地下根状茎）基原完全一致。

补中养神：补中，即补益中焦脾胃。补中益气故而益神气。

益气力：补中益气，使肌体强健有力。

除百疾："百"表数量多。除百疾，表能治疗众多疾病。

久服，轻身耐老，不饥延年：藕为药食两用药物，又为《神农本草经》上品，故可久服，轻身耐老，延年。

药物解读

《中药大辞典》收载：藕，为睡莲科植物莲 Nelumbo nucifera Gaertn. 的肥大地下根茎。

【性味归经】性寒，味甘。归心、肝、脾、胃经。

【功能主治】清热生津，凉血、止血，散瘀。治疗热病烦渴，吐衄，下血，肺热咯血等。

【药材鉴别要点】

本品一般以鲜品入药。根茎肥厚横生，外皮黄白色，节部缢缩，生有腋芽及不定根，节间膨大，大小不等。质脆，易折断，断面白色，有许多大小不等的纵行管道，有白色细丝状物。无臭，味微甜而涩。

---

① 蛤：音看。血羹。《说文解字·血部》载："蛤，羊凝血也。"徐锴《系传》载："陶氏《本草》注云'宋时太官作蛤，削藕皮落其中，血不凝，知藕之散血。'然则蛤，血羹也。"王筠句读引《证俗音》云："南方谓凝牛、羊、鹿血为蛤。"

医籍论选

莲藕,甘平涩,无毒。……其根通达诸窍,联绵诸络,允为交媾黄宫,通调津液之上品。入心脾血分,冷而不泄,涩而不滞。产后血 闷及血淋、尿血宜之。新产生冷皆忌……生食止霍乱虚渴。蒸食开胃实下焦。捣浸澄粉服食,治虚损失血,吐利下血。又血痢口噤不能食,频服则结粪自下,胃气自开,便能进食。

——清·张璐《本经逢原》

藕,温。止霍乱,开胃,消食,除烦,止闷,口干,渴疾,止怒,令人喜。破产后血闷,生研服,亦不妨。捣膏罯金疮,并伤折,止暴痛。蒸煮食,大开胃。

——《日华子本草》

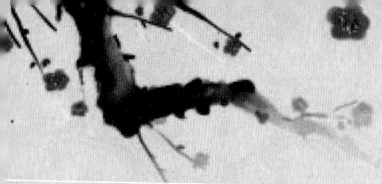

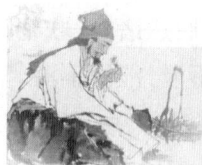

肶胵

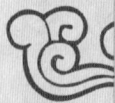

肶胵，裡黃皮，主泄利。

【处方用名】鸡内金——雉科 Phasianidae.

【经文】肶胵，里黄皮，主泄利。

本经要义

肶胵："肶"，音必。同"髀"，大腿。"胵"，chi，音吃。胵，有两义。一是表鸟胃。《说文解字·肉部》载："胵，鸟胃也。"二是鸟兽五脏的总称。《说文解字·肉部》载："胵，五脏总名也。"段玉裁注："亦谓禽兽。"

"肶胵"指家鸡的沙囊内膜表面黄色或金黄色。李时珍在《本草纲目》中云："肶胵，鸡肫也。近人讳之，呼肫黄皮为鸡内金。""肫"，音谆，指禽类的胃，如鸡肫、鹅肫、鸭肫。《玉篇·肉部》载："肫，鸟脏也。"《六书故·人五》载："鸟胃为肫。""肫""肶""胵"，均指禽鸟类的胃。"肶胵"即鸡肫，鸡内金也。

肶胵本草溯源

《名医别录》：肶胵里黄皮，微寒。主小便利，遗溺，除热止烦。

《本草经集注》：肶胵里黄皮，微寒，主泄利，小便利，遗溺，除热，止烦。

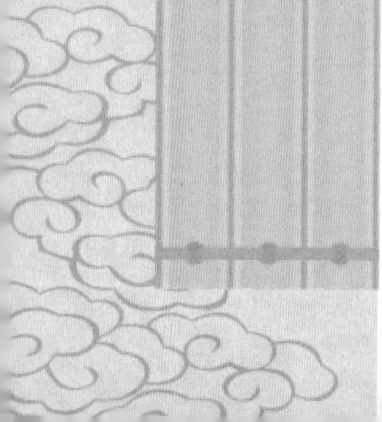

> 《本经逢原》：鸡肫胵俗名鸡内金，治食积腹满，反胃泄利，及眼目障翳。
>
> 《本草纲目》：肫胵里黄皮，一名鸡内金。肫胵，鸡肫也。近人讳之，呼肫内黄皮为鸡内金。
>
> 气味：甘平，无毒。主治泄痢。

泄利：又称泄痢。"利"通"痢"。大便稀薄，甚至水样，大便如水，次数增多，故为泄利。

药物解读

《中华人民共和国药典》2020年版一部收载：鸡内金，为雉科动物家鸡 *Gallus gallus domesticus* Brisson. 的干燥沙囊内壁。

【性味归经】性平，味甘。归脾、胃、小肠、膀胱经。

【功能主治】健胃消食，涩精止遗，通淋化石。用于食积不消，呕吐泻痢，小儿疳积，遗尿，遗精，石淋涩痛，胆胀胁痛。

【药材(饮片)鉴别要点】

鸡内金为不规则卷片，厚约2mm。表面黄色、黄绿色或黄褐色，薄而半透明，具明显的条状皱纹。质脆，易碎，断面角质样，有光泽。气微腥，味微苦。

【拓展阅读——目前市场上常见非正品鸡内金品种】

目前市场上常见非正品鸡内金品种如下。

1. 鸭科动物鹅 *Anser cygnoides domestica* Brisson. 的沙囊内壁，习称"鹅内金"。其性味功用近似鸡内金。本品为圆片状或破碎的块片，表面黄白色或灰黄色，平滑，边缘略向内卷，边上有齿状短裂纹，质坚而硬。

2. 鸭科鸭属动物家鸭 *Anas domestica* L. 的沙囊内壁，习称"鸭内金"，功用同鸡内金。

鉴别要点：形状呈类圆形碟片状，似鸡内金，但较鸡内金厚，色呈黑绿色或紫黑色，稍有条状皱纹，质硬而脆。造假者多用硫黄熏白，或用漂白剂漂白，再用黄色染料染色混入鸡内金中。鸭内金为碟片碎块，很少见鸡内金卷片状。

医籍论选

鸡肫皮,味甘,性平。宽中健脾,消食磨胃。治小儿乳食结滞,肚大筋青,痞积、疳积、疳痰。

——明·兰茂《滇南本草》

诸鸡膍胵平,无毒。止泄精并尿血崩中带下,肠风泻痢。此即是肫内黄皮。

——《日华子本草》

鸡内金。甘平性涩,入脾去烦热,消水谷,通大小肠,治遗溺便数。修治:剖取,不可落水,去宿食,瓦上炙入药,男用雌,女用雄。

——清·凌奂《本草害利》

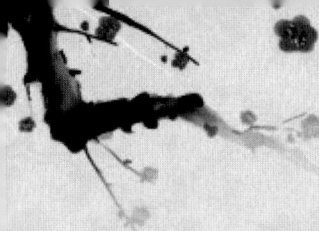

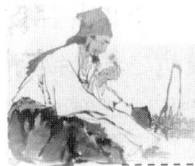

屈草

屈草，味苦，主胸脅下痛，邪氣，腹間寒熱，陰痹，久服，輕身益氣，耐老。生川澤。

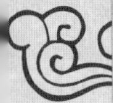

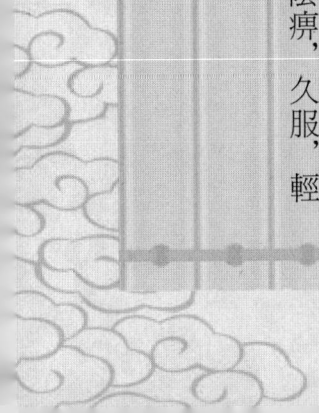

【处方用名】屈草——待考。

【经文】屈草，味苦，主胸胁下痛，邪气，腹间寒热，阴痹，久服，轻身益气，耐老。生川泽。

屈草，味苦。主治胸胁下痛，邪气，肠间寒热，阴痹。久服轻身耐老。生川泽。（曹元宇辑注本）

本经要义

屈草本草溯源

《名医别录》：屈草，微寒，无毒。生汉中，五月采。

《本草经集注》：屈草，味苦，微寒，无毒。主胸胁下痛，邪气，肠间寒热，阴痹。方药不复用，世无识者也。

按：《本草经集注》是《神农本草经》的最早集释本。陶弘景不认识此药。说明屈草在梁代就已经失传了。故陶弘景言："方药不复用，世无识者也。"

李时珍亦不认识此药。故李时珍在《本草纲目》中摘录《本经》原文。李时珍将此药列为有名未用项。有待进一步研究和考证。

胸胁下痛："胸胁"，即前胸和两腋下肋骨部位的统称。

邪气：一是与人体正气相对而言，泛指各种致病因素及其病理损害。二是指风、寒、暑、湿、燥、火六淫和疫疠之气等致病因素。

腹间寒热：其他版本作"肠间寒热"。"寒热"参阅蠡实"本经要义"之"寒热"解。可互参。

阴痹：中医病名，指发于阳分的痹证，如骨痹。另指阴邪所致之痹证，如寒痹等之类。

久服，轻身益气，耐老：道家益身理念。屈草在《神农本草经》中列为上品，故有此功效。不必深究。

该品属文献"有名无用"。暂不能定品种名。

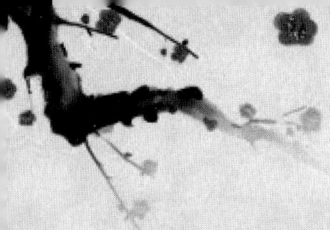

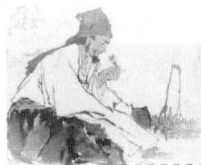

石胆

【处方用名】 胆矾——为三斜晶系硫酸盐类胆矾族矿物胆矾（Chalcanthite）的矿石。主含含水硫酸铜（$CuSO_4 \cdot 5H_2O$）。

【经文】 石胆，味酸辛。主明目，目痛，金创，诸痈、痉，女子阴蚀痛，石淋，寒热，崩中下血，诸邪毒气，令人有子，炼饵服之，不老。久服增寿，神仙。能化铁为铜，成金银。一名毕石，生山谷。

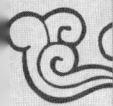

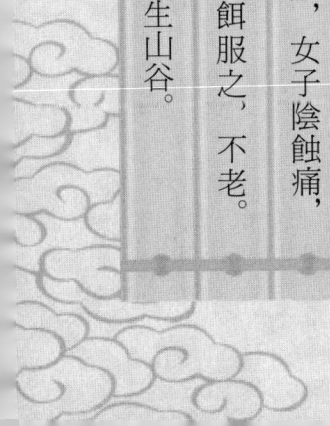

本经要义

石胆: 石胆入药，首载于《神农本草经》。胆矾之名称则首见于明代《本草品汇精要》，其载:"石胆，有毒……名毕石、黑石、铜勒、胆矾、立制石。"石胆在《本草药名集成》中又叫石矾、铜黄、硫酸铜矿，来源于硫酸盐类矿物胆矾族胆矾的晶体或人工制备的含水硫酸铜。李时珍云:"胆以色味命名，俗因其似矾，呼为胆矾。"石胆出蒲州山穴中，鸭嘴色者为上，俗呼胆矾。

石胆本草溯源

《吴普本草》: 石胆，神农:酸，小寒。李氏:大寒。桐君:辛。有毒。扁鹊:苦，无毒。……一名黑石，一名铜勒。生羌道或句青山。二月庚子、辛丑采。

《名医别录》：石胆，味辛，有毒。散癥积，咳逆上气，及鼠瘘、恶疮。一名墨石，一名碁石①，一名铜勒。生羌道，羌里句青山。二月庚子、辛丑日采。

《本草经集注》：石胆，味酸，辛、寒，有毒……《仙经》有用此处，俗方甚少，此药殆绝。今人时有采者，其色青绿，状如琉璃而有白文，易破折。梁州②、信都③无复有，俗用乃以青色矾石当之，殊无仿佛。《仙经》一名立制石。

《图经本草》：石胆，生羌道山谷羌里句青山，今惟信州铅山县有之。生于铜坑中，采得煎炼而成。又有自然生者，尤为珍贵，并深碧色，入吐风痰药用最快。二月庚子、辛丑日采。

《新修本草》：此物出铜处有，形似曾青，兼绿相同，味极酸、苦，磨铁作铜色，此是真者……真者出蒲州虞乡县东亭谷窟及薛集窟中，有块如鸡卵者为真。

苏敬又在矾石条云："矾石有五种：青矾、白矾、黄矾、黑矾、绛矾，然白矾多入药用；青、黑二矾，疗疳及诸疮；黄矾亦疗疮生肉，兼染皮用之；其绛矾本来绿色，新出窟未见风者，正如琉璃，陶(陶弘景)及今人谓之石胆，烧之赤色，故名绛矣。"

综上所述，《神农本草经》之"石胆"，即现今之"胆矾"。

明目：目痛，指眼疾。

金创："创"通"疮"。金创，即金疮。详见蜜蜡"本经要义"之"金创"解。可互参。

痫：中医病名。《素问·大奇论》载："三阳急为瘕，三阴急为疝，二阴急为痫厥④，二阳急为惊。""痫"是一种发作性神志异常的疾病，又名胎病。

---

① 碁石：疑为"綦石"之讹。《尚书·顾命》载："四人綦弁，执戈上刃。"孔颖达疏引郑玄曰："青黑曰綦。"按胆矾呈深蓝色，与綦合；又因属石类，故呼"綦石"。

② 梁州：地名。南北朝时期梁州有三：分别在今陕西汉中、甘肃西和、河南开封。按《名医别录》云"生羌道"；《新修本草》云"今出益州(成都)北部西川"，似是指陕西汉中。

③ 信都：地名。汉代置，为信都国治。三国魏为冀州治，即今河北衡水市冀州区。

④ 痫厥：指昏迷不省人事。

《黄帝内经》认为此病具有遗传因素。古代痫和癫二字常通用,故"痫"亦称"癫"。在《千金翼方》中称之为"癫痫",俗称"羊痫风"。多因惊恐或情志失调,饮食不节,劳累过度,伤及肝、脾、肾三经,使风痰邪气上逆所致。

痉:中医病名,又称为"痓",以项背强急、口噤、四肢抽搐、角弓反张为主症。《灵枢·经筋》载:"其病足下转筋,及所过而结者皆痛及转筋。病在此者,主痫瘛及痉,在外者不能俯,在内者不能仰。"《金匮要略·痉湿暍病脉证》载:"太阳病,发热脉沉而细者,名曰痉,为难治。太阳病,发汗太多,因致痉。""太阳病,其证备,身体强,几几然脉反沉迟,此为痉。栝蒌桂枝汤主之。"

阴蚀痛:阴蚀,中医病名,出自《神农本草经》,又名阴疮。由情志郁火,损伤肝脾,湿热下注,郁蒸生虫,虫蚀阴中所致。症见外阴溃烂,形成溃疡,脓血淋漓,或痛或痒,肿胀坠痛,多伴有赤白带下,小便淋沥等。

石淋:中医淋证之一,又称砂淋、砂石淋。多因下焦积热,煎熬水液杂质而成。症见尿出困难,阴中痛上引少腹。若有砂石排出则痛减。尿多黄赤或尿血。属现代疾病之泌尿系结石,以膀胱结石尤为多见。《诸病源候论·妇人杂病诸候·石淋候》载:"石淋者,淋而出石也。肾主水,水结则化为石,故肾客砂石。肾为热所乘,热则成淋。"

寒热:参阅蠡实"本经要义"之"寒热"解。可互参。

崩中漏下:曹元宇解"崩漏"为冲任脉损伤,气血俱虚,经血忽然暴下之证。然亦不定是血,有白、黄、青等色,故有血崩、黄崩等名目。"漏下",其原因亦如"崩中",经水淋漓不断之谓,亦有五色。崩中漏下连称,则谓时崩时止之证。

"崩中漏下",即"崩漏",中医病名。崩中漏下指不在经期,忽然阴道大量出血,或持续淋漓不断出血,多发生于青春期及更年期妇女。来势急,血量多者为"崩",来势缓而淋漓不断者为"漏"。因两者常易互相转化,崩可致漏,漏可转变为崩,故统称为"崩漏"。崩漏以冲任不固为基本病理。常有血热崩漏、气虚崩漏、肝肾阴虚崩漏、血瘀崩漏等类型。《诸病源候论·妇人杂病诸候·崩中漏下候》载:"崩中之病,是伤损冲任之脉。冲任之脉皆起于胞内,为经脉之海,劳伤过度,冲任气虚,不能约制经血,故忽然崩下,谓之崩中。崩而内有瘀血,故时崩时止,淋沥不断,名曰崩中漏下。"

诸邪毒气:泛指各种致病邪气。

令人有子,炼饵服之,不老。久服增寿,神仙:古人认为石胆粉如服粮食,可充饥,故能令人有子,炼饵服之,不老。但石胆有毒,此言不可信,又为道家养生理念,不必深究。

药物解读

《中华人民共和国药典》1977 年版一部收载:胆矾,为三斜晶系胆矾的矿石,主含含水硫酸铜(CuSO$_4$·5H$_2$O)。开采铜、铅、锌等矿时选取或用化学方法制得。

【性味归经】性寒,味酸、辛。有毒。

【功能主治】涌吐风痰,收敛。用于风痰壅塞,急性咽喉炎,癫狂烦躁。外治口疮,牙疳。

【药材鉴别要点】

本品呈不规则斜方扁块状、棱柱形。表面不平坦,有的表面具有纵向纤维状纹理。浅蓝色至深蓝色,条痕白色或淡蓝色。半透明至透明,具玻璃样光泽。质脆易碎,碎块呈棱柱形。气微,味涩。

【临床药师、临床医师注意事项】

1. 本品具有腐蚀性,内服过量能引起药物性胃炎。

2. 体虚体弱患者忌用。

3. 内服或外用应控制剂量,不宜过多或久服,严防中毒。

医籍论选

石胆《本经》为黑石,俗呼胆矾。……胆矾,气味酸辛而寒。酸,木也;辛,金也;寒,水也。禀金水木相生之气化。禀水气,故主明目,治目痛。禀金气,故治金疮诸痫痉,谓金疮受风,变为痫痉也。禀木气,故治女子阴蚀痛,谓土湿溃烂,女子阴户如虫啮缺伤而痛也。金生水,而水生木,治石淋寒热,崩中下血者,金生水也;治诸邪毒气,令人有子者,水生木也。炼饵服之不老,久服增寿神仙,得石中之精也。

——清·张志聪《本草崇原》

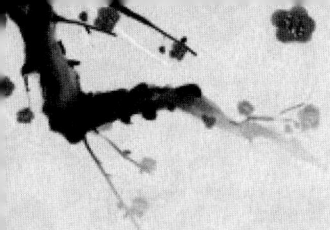

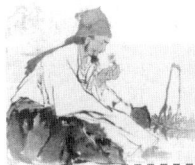

石硫黄

【处方用名】硫黄——为自然元素类矿物硫族自然硫 Sulfur.

【经文】石硫黄，味酸温。主妇人阴蚀，疽痔恶血，坚筋骨，除头秃，能化金银铜铁奇物。生山谷。

本经要义

石硫黄：《类证本草》《千金翼》做"硫"。《唐本草》(寺本)，《医心方》，《太平御览》卷九八七引《本草经》，均做"流"。"流"通"硫"。"硫黄"是一种非金属元素，呈浅黄色，质硬而脆，不传热，不导电，易燃。工业上纯硫可制造火药、火柴、硫化橡胶、杀虫剂等。医药上纯硫用来治疗皮肤病。现今硫黄 Sulphur. 由硫黄矿或硫矿物冶炼而成。纯品硫黄主含硫，并含碲与硒。商品硫黄中含有较多杂质。《玉篇》载："硫，硫黄，药名。"《天工开物·燔石·硫黄》载："凡烧硫黄石，与煤矿石同形，掘取其石，用煤炭饼包裹丛架，外筑土作炉。炭与石皆载千斤于内，炉上用烧硫旧滓罨盖，中顶隆起，透一圆孔其中，火力到时，孔内透出黄焰金光。"

古人认为，阴阳二气合成宇宙万物，火为纯阳，水为纯阴，硫黄秉纯阳之精，赋大热之性，能补命门真火不足，具有壮阳道、固真气、逐寒冷、坚筋骨之功。硫黄古称"将军"。在众多中药中以"将军"之名为异物同名者有蟋蟀、大黄和硫黄，动物、植物、

(竖排文字)
能化金银铜铁奇物。生山谷。

石硫黄，味酸温。主妇人阴蚀，疽痔恶血，坚筋骨，除头秃，

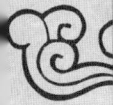

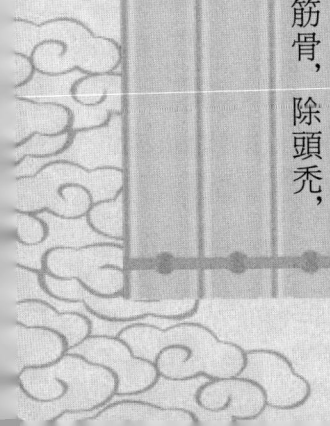

矿物各占其一。蟋蟀以其擅斗，大黄取其峻快，硫黄则"含其猛毒"，为七十二石之将，故号为"将军"。《本草纲目》载："硫黄秉纯阳火石之精气而结成，性质通流，色赋中黄，故名硫黄。"

石硫本草溯源

《吴普本草》：硫黄，一名石留黄。神农、黄帝、雷公：咸，有毒。医和、扁鹊：苦，无毒。或生易阳，或河西，或五色黄是潘水石液也，烧令有紫焰。八月、九月采。治妇人结阴，能化金银铜铁。

《名医别录》：石硫黄，大热，有毒。主治心腹积聚，邪气冷癖在胁，咳逆上气，脚冷疼弱无力，及鼻衄、恶疮，下部蜃疮，止血，杀疥虫。生东海牧羊中，及大山及河西山，矾石液也。

《本草经集注》：石硫黄，味酸，温，大热，有毒……东海郡属北徐州，而箕①山亦有。今第一出扶南林邑。色如鹅子初出壳②，名昆仑黄③，次出外国。从蜀中来，色深而煌煌。然方用之疗脚弱及痼冷，甚良。《仙经》颇用之。所化奇物，并是黄白术及合丹法。此云矾石液，今南方则无矾石，恐不必尔。

《图经本草》：石硫黄，生东海牧羊山谷中，及太山、河西山矾石液也。今惟出海南诸蕃，岭外州郡或有，而不甚佳。以色如鹅子初出壳者为真，谓之昆仑黄……古方书未有服饵硫黄者。《本经》所说功用，止于治疮蚀，攻积聚冷气、脚弱等。而近世遂火炼治为常服丸散，观其制炼服食之法，殊无本源，非若乳石之有议论节度，故服之，其效虽紧，而其患更速，可不戒之。

按：苏颂严肃批评服食硫黄长生不老之说，且并无历史文献记载

---

① 箕：音鸡。古地名。春秋恶地，在今山西省蒲县东北。《春秋·僖公三十三年》载："晋人败狄于箕。"杜预注："太原阳邑县南有箕城。""箕山"，山名。古代传说尧时许由、巢父避世隐居于此山，现全国名箕山者多处，如河南省登封市东南、河南省范县西南、山西省和顺县东、山东省青州市东等。此处箕山似指现山东省青州市东部的箕山。

② 色如鹅子初出壳：鹅孵出（突破卵壳）后全身金黄色，似石硫黄色也。

③ 昆仑黄：我国唐代前后，泛称中南半岛南部及南洋诸岛为昆仑。昆仑黄，指进口硫黄。

和详细病案,与寇宗奭观点一致。寇氏亦反对服食矿物类药物,尤其是朱砂一类矿石类药物。

《本草纲目》:硫黄秉纯阳火石之精气而结成,性质通流,色赋中黄,故名硫黄。含其猛毒,为七十二石之将,故药品中号为将军。外家谓之阳候,亦曰黄牙,又曰黄硇砂。

凡产石硫黄之处,必有温泉,作硫黄气。魏书云:悦般国有火山,山旁石皆焦熔,流地数十里乃凝坚,即石硫黄也。

综上所述,古今所用硫黄基本一致。尤其是古人对其所产生之情形、品质优劣等都进行了深入研究。

浅说黄白术

黄白术是中国古代炼丹术名词,是炼丹术的重要组成部分。古代以"黄"喻"金",以"白"喻"银",总称"黄白"。古人企图通过药物的点化,变贱金属(铜、铅、锡等)为金黄色,或银白色的假金、假银,又称"药金"或"药银",即各种合金。制取"黄白"的方技,称"黄白术"。

我国"黄白术"的起源、发展与外炼丹术同步,源于西汉文帝时,造假黄金甚多。千百年来,虽然没有实现变贱金属为贵重金属(金、银)的设想,但经过长期的实践,却对我国古代之冶金学、合金学作出了贡献。西汉时期成书的《神农本草经》,总结出了水银能"杀金、银、铜、锡毒",即水银能与各种金属生成合金。

阴蚀:中医病名,又名"阴疮"。本病由情志郁结,损伤肝脾,湿热下注,郁蒸生虫,虫蚀阴中所致。症见外阴溃烂,溃疡,脓血淋漓,或痛痒,肿坠,伴有赤白带下,小便淋沥等。

疽痔恶血:"疽",中医病名,出自《灵枢·痈疽》,其载:"黄帝问曰:何谓疽?岐伯曰:热气淳盛,下陷肌肤,筋髓枯,内连五脏,血气竭,当其痈下,筋骨良肉皆无余,故命曰疽。疽者,上之皮夭以坚,上如牛领之皮。痈者,其皮上薄以泽,此其候也。"

"痔"，古代对痔的认识有二。一泛指多种肛门部疾病。《素问·生气通天论》载："因而饱食，筋脉横解，肠澼为痔。"二指人体九窍中小肉突起。《医学纲目》载："凡人九窍中有小肉突起皆曰痔。"现代认为：痔系直肠下端黏膜下和肛管皮肤下痔静脉扩大和曲张所形成的静脉窦（团）。按其生长部位不同分为内痔、外痔、内外痔三种。多由平素湿热内积，过食辛辣，久坐久立，或临产用力，大便秘结，或久泻久痢等因素所致，以致体内生风化燥，湿热留滞，浊气瘀血下注肛门，发为本病。

"疽痔恶血"指疽痔出血。

坚筋骨：强筋骨。

头秃：参阅雌黄"本经要义"之"头秃"解。可互参。

能化金银铜铁奇物：硫黄与金属类化合生成其他物质。

药物解读

《中华人民共和国药典》2020 年版一部收载：硫黄，为自然元素类矿物硫族自然硫，采挖后，加热熔化，除去杂质；或用含硫矿物经加工制得。

【性味归经】性温，味酸；有毒。归肾、大肠经。

【功能主治】内服补火助阳；外用解毒、杀虫，疗疮。内服用于阳痿足冷，虚喘冷哮，虚寒便秘；外用解毒杀虫疗疮。

【药材（饮片）鉴别要点】

药用硫黄呈不规则块状。黄色或略呈绿黄色。表面不平坦，呈脂肪样光泽，常有多数小孔。用手握紧置于耳边，可闻轻微的爆裂声。体轻，质松，易碎，断面常呈针状结晶形。有特异的臭气，味淡。

【临床药师、临床医师注意事项】

内服宜慎；孕妇禁用；不可久用。

医籍论选

硫黄色黄，其形如石。黄者，土之色。石者土之骨。遇火即焰，其性温热，是禀火土相生之气化。火生于木，故气味酸温，禀火气而温经脉，故主治妇人之阴蚀，及疽痔恶血。禀土石之精，故坚筋骨。阳气长则毛发生，故主头秃。遇火而焰，故能化金银铜铁奇物。

——清·张志聪《本草崇原》

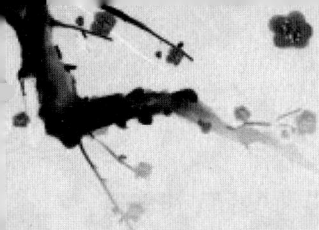

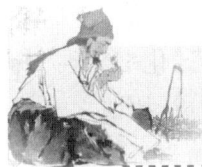

石蜜

【处方用名】蜂蜜——蜜蜂科 Apidae.

【经文】石蜜,味甘平。主心腹邪气,诸惊痫痓,安五脏,诸不足,益气补中,止痛解毒,除众病,和百药。久服强志轻身,不饥不老,一名石饴。生山谷。

本经要义

石蜜:"石",构成地壳的坚硬物质,由矿物集合而成。"蜜",蜂蜜。《楚辞·招魂》载:"瑶浆蜜勺,实羽觞些。"

"石蜜",别称石饴(《神农本草经》)、食蜜(《伤寒论》)、白蜜(《药性论》)、蜡蜜(《外台秘要》)、白沙蜜(《本草衍义》)、蜜糖(《本草蒙筌》)、蜂糖(《本草纲目》)等。

蜂,《广雅》名"蠓蠢",王念孙《广雅疏证》:"按蠓蠢之合声为蜂,蜂古读如蓬。""蜂"字,自古以来有不同的训释。此训以蜂"嗡嗡"之拟声为名。李时珍则曰:"蜂尾垂锋,故谓之蜂。"

"蜂",故作"蠭"。《说文解字·虫部》载:"蠭,飞虫螫人者。从虫,逢声。"邵英《说文解字群经正字》载:"按此字俗作蜂。"《玉篇·虫部》载:"蠭,今作蜂。""蠭"字又通"锋",作锋利、锐气释。朱骏声《说文通训定声·丰部》载:"蠭,假借为鏠(锋)。"《汉书·赵广汉传》颜师古注:"蠭与锋同,言锋锐之

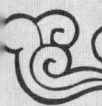

一名石饴。生山谷。

气补中,止痛解毒,除众病,和百药。久服强志轻身,不饥不老,益

石蜜,味甘平。主心腹邪气,诸惊痫痓,安五藏,诸不足,

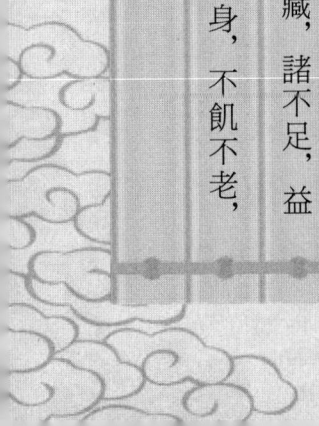

气。"蜂之尾端有毒腺和螫针，锋利伤人。据此，以"锋"训"蜂"，其义通。"蜂"，《礼记》又名"范"，《集韵》引作螷。李时珍云："蜂有礼范，故谓之螷。"《礼记》载："范则冠而蝉有緌。"《化书》云："蜂有君臣之礼。是矣。"

"蜜"，《本草纲目》载："蜜以密成，故谓之蜜。"

石蜜本草溯源

《吴普本草》：神农、雷公：甘，气平。生河源或河梁。食蜜，生武都山谷。

《名医别录》：石蜜，微温，无毒。主养脾气，除心烦，食饮不下，止肠澼，肌中疼痛，口疮，明耳目。久服延年神仙。生武都、河源山谷，及诸山石中，色白如膏者良。

《本草经集注》：石蜜，味甘，平，无毒，微温……石蜜即崖蜜也。高山岩石间作之，色青、赤、味小酼①。食之心烦。其蜂黑色似虻。又木蜜，呼为食蜜，悬树枝作之，色青白，树空及人家养作之者，亦白而浓厚味美。凡蜂作蜜，皆须人小便以酿诸花，乃得和熟，状似作饴须糵也。又有土蜜，于土中作之，色青白，味酼。今出晋安檀崖者，多土蜜，云最胜。出东阳临海诸处多木蜜；出于潜、怀安诸县多崖蜜，亦有杂木及人家养者，例皆被添，殆无淳者，必须亲自看取之，乃无杂耳，且又多被煎煮。其江南向西诸蜜，皆是木蜜，添杂最多，不可为药用。道家丸饵，莫不须之。仙方亦单炼服之。致长生不老也。

按：陶弘景指出了石蜜的各种不同来源，有不同的颜色和能否入药情况，并指出了当时已有掺假现象，与现今蜂蜜掺假现象相同，蜂蜜掺假自古有之。

《图经本草》："蜜，生武都山谷、河源山谷及诸山中，今川蜀、江南、岭南皆有之……石蜜即崖蜜也，其蜂黑色，似虻，作房于岩崖高峻处或石窟中……食蜜有两种，一种在山林木上作房，一种人家作

---

① 酼："酼"为"醶"的简写字。酼，音厌，醋。《说文解字·酉部》载："酼，酢将也。"又音脸。酼，醋味。味小酼，此处"酼"，表味酸。

窠槛收养之。其蜂甚小而微黄，蜜皆浓厚而味美……"

按：苏颂亦详述了蜂蜜多种，但主要为野生岩蜜和人工家养酿蜜，且以人工家养蜂蜜为最佳，入药最良。与现今蜂蜜来源相似。

《本草纲目》：蜜以密成，故谓之蜜。《本经》原作石蜜，盖以生岩石者为良耳，而诸家反致疑辩。今直题曰蜂蜜，正名也。

综上所述，古今所用蜂蜜一致。以"蜂蜜"之名记载，则始见于《本草纲目》。经考证，《神农本草经》所载之石蜜为岩蜂（野蜂）*Apis dorsata* Fabr. 所酿。而现代所用蜂蜜则为家养的中华蜂和意大利蜂所酿。

心腹邪气：指心腹结气。"胸腹邪气"详见大枣"本经要义"之"胸腹邪气"解。可互参。

诸惊痫痓：详见石胆"本经要义"之"痓"解。可互参。

五脏：心、肝、脾、肺、肾五个脏器的合称。《素问·五脏别论》载："所谓五脏者，藏精气而不泻也，故满而不能实。"《灵枢·本脏》载："五脏者，所以藏精神血气魂魄者也。"根据藏象学说，五脏是人体生命活动的中心，精神意识活动分属五脏，加上六腑的配合，把人体表里组织器官联系起来，构成一个统一的整体。

诸不足：指五脏六腑功能衰退、弱化，而蜂蜜具有滋养五脏六腑之功。

益气补中：补中益气。

止痛解毒：蜂蜜具有缓急止痛、解百药和食物毒之义。

除众病：参阅藕实茎"本经要义"之"除百疾"解。可互参。

和百药：调和诸药。蜂蜜与甘草同功。

久服强志轻身，不饥不老：为道家养身理念。但蜂蜜性平，味甘，确有补养五脏之功，养颜，使人艳丽。

药物解读

《中华人民共和国药典》2020年版一部收载：蜂蜜，为蜜蜂科昆虫中华蜜蜂 *Apis cerana* Fabricius. 或意大利蜂 *Apis mellifera* Linnaeus. 所酿的蜜。

【性味归经】性平,味甘。归肺、脾、大肠经。

【功能主治】补中,润燥,止痛,解毒。外用生肌敛疮。用于脘腹虚痛,肺燥干咳,肠燥便秘;解乌头类药毒。外治疮疡不敛,水火烫伤等。

【药材(饮片)鉴别要点】

蜂蜜呈半透明、带光泽、浓稠的液体,白色至淡黄色,或橘黄色至黄褐色,放久或遇冷渐有白色颗粒状结晶析出。气芳香,味极甜。

医籍论选

石蜜……入药之功有五:清热也,补中也,解毒也,润燥也,止痛也。生则性凉,故能清热;熟则性温,故能补中。甘而和平,故能解毒;柔润濡泽,故能润燥。缓可以去急,故能止心腹、肌肉、疮疡之痛。和可以致中,故能调和百药,而与甘草同功。

——明·李时珍《本草纲目》

蜂蜜……主治心腹邪气者,甘味属土,滋养阳明中土,则上下心腹之正气自和,而邪气可治也。诸惊痫痓,乃心主神气内虚,蜂蜜花心酿成,能和心主之神,而诸惊痫痓可治也。安五脏诸不足者,花具五行,故安五脏之不足。益气补中者,气属肺金,中属胃土,蜂采黄白金土之花心,故益气补中也。止痛解毒者,言蜂蜜解毒,故能止痛也。除众病,和百药者,言百药用蜂蜜和丸,以蜂蜜能除众病也,久服强志,金生水也。轻身不饥,土气盛也。轻身不饥,则不老延年,神仙可冀。

——清·张志聪《本草崇原》

石蜜气平,禀金气而入肺,味甘无毒,得土味而入脾。心腹者,自心下以及大小腹与胁肋而言也。邪气者,六淫之气自外来,七情之气自内起,非固有之气,即为邪气也,其主之者,甘平之用也。

诸惊痫痓者,厥阴风木之为病也,其主之者,养胃和中,所谓'厥阴不治,取之阳明'是也。脾为五脏之本,脾得补而安,则五脏俱安,而无不足之患矣。真气者,得于天而充于谷,甘味益脾,所以益气而补中也。止痛者,味甘能缓诸急。解毒者,气平能胜诸邪也。诸花之精华,采取不遗,所以能除众病。诸花之气味,酝酿合一,所以能和百药也。久服强志轻身、不饥不老者,皆调和气血,补养精神之验也。

——清·陈修园《神农本草经读》

白蜜。味甘，微咸。入足阳明胃、足太阴脾、手阳明大肠经。滑秘涩而开结，泽枯槁而润燥……蜂蜜浓郁滑泽，滋濡脏腑，润肠胃而开闭涩，善治手足阳明燥盛之病。太阴湿旺，大便滑溏者勿服。

——清·黄元御《长沙药解》

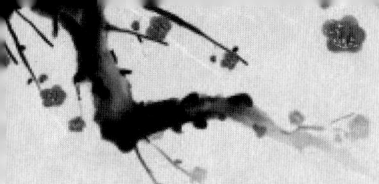

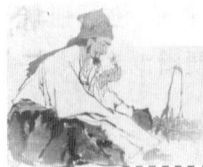

石钟乳

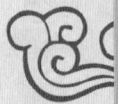

石鐘乳，味甘溫，主咳逆上氣，明目益精，安五藏，通百節，利九竅，下乳汁。生山谷。

【处方用名】钟乳石——碳酸盐类方解石族矿物。为钟乳石的底部，主含$CaCO_3$。

【经文】石钟乳，味甘温，主咳逆上气，明目益精，安五脏，通百节，利九窍，下乳汁。生山谷。

本经要义

石钟乳：首载于《神农本草经》，列为上品。钟乳石之名则始载于《本草崇原》。此石常见于石灰岩溶洞中。石灰岩、大理石在风化过程中被地下水溶解形成重碳酸钙溶液。当压力减少或蒸发时，大量二氧化碳逸出，再析出方解石沉淀，经过长期自上而下的积淀，渐次形成钟乳状集合体，倒悬于洞顶。南宋范成大《桂海虞衡志》载："桂林接宜，融山洞石穴中，钟乳甚多。仰视石脉涌起处，即有乳床，白如玉雪，石液融结成者。乳床下垂，如倒数峰小山，峰端渐锐且长如冰柱，柱端轻薄中空如鹅翎。乳水滴沥不已，且滴且凝，此乳之最精当。"

钟乳，原指古代钟面上隆起的饰物，在钟带间，其形如乳，故名。《周礼·考工记·凫氏》载："钟带谓之篆，篆间谓之枚。"郑玄注引郑司农曰："枚，钟乳也。"钟乳石，以形似而故名。李时珍言："石之津

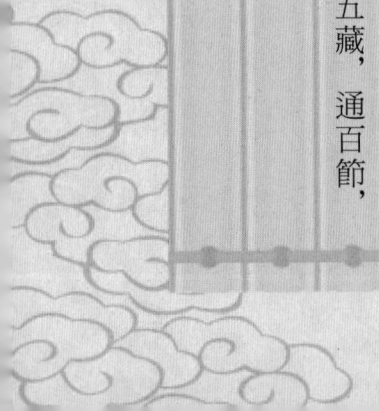

气,钟①聚成乳,滴溜成石,故名石钟乳。"

石钟乳本草溯源

《名医别录》:石钟乳,无毒。主益气,补虚损,疗脚弱疼冷,下焦伤竭,强阴。久服延年益寿,好颜色,不老,令人有子。不练服之,令人淋。一名公乳,一名芦石,一名夏石②。生少室及太山,采无时。

《本草经集注》:石钟乳,味甘,温,无毒……第一出始兴、而江陵及东境名山石洞,亦皆有之。惟通中轻薄如鹅翎管,碎之如爪甲,中无雁齿,光明者为善。长挺乃有一二尺者,色黄,以苦酒洗刷则白。《仙经》用之少,而俗方所重,亦甚贵。

《图经本草》:石钟乳……生岩穴阴处,溜山液而成。空中相通,长者六七寸,如鹅翎管状,碎之如爪甲,中无雁齿,光明者善。色白微红,采无时。

按:所附药图"道周石钟乳",即现今临床所用钟乳石。

《本草纲目》:石钟乳,石之津气,钟聚成乳,滴溜成石,故名石钟乳。芦与鹅管,象其空中之状也。

按:范成大《桂海志》③所说甚明。云桂林接宜,融山洞穴中,钟乳甚多,仰视石脉涌起处,即有乳床④,白如玉雪,石液融结成者,乳床下垂,如倒数峰小山,峰端渐锐且长如冰柱,柱端轻薄中空如鹅翎,乳水滴沥不已,且滴且凝,此乳之最精者,以竹管仰承取之。

综上所述,古今所用钟乳石来源基本一致。

---

① 钟:"汇聚""集聚"解。《玉篇·金部》载:"钟,聚也。"《左传·昭公二十一年》载:"天子省风以作乐,器以钟之,舆以行之。"杜预注:"钟,聚也,以器聚音。"《新唐书·白居易传》载白居易:"为杭州刺史,始筑堤捍钱塘湖,钟泄其水,溉田千倾。"《国语·周语》载:"泽,水之钟也。"

② 夏石:《楚辞·九章·哀郢》载:"曾不知夏之为丘兮,孰两东门之可芜?"王逸注:"夏,大殿也。"钟乳石生于溶洞,如生广厦,故名夏石,夏乳根。

③ 《桂海志》:又称《桂海虞衡志》,宋代范成大著。作者由广南入蜀途中所作。书中记载岩洞、金石、香、酒、器、禽兽、虫、鱼、花、果、草木、杂记、蛮十三门。本书是研究宋代广南地区风土、物产、民族的重要著作。

④ 乳床:溶洞中钟乳石的基底部。《神农本草经》中载:钟乳石的基底部为乳床;钟乳石的根部(与乳床接触部)为殷孽;钟乳石的身部(中部)为孔公孽。其尖端为钟乳石。

味甘温：《神农本草经》言：石钟乳，性温，味甘。现今教科书载：钟乳石，性温，味甘。归肺、胃、肾经。古今认识一致。

咳逆上气：参阅瓜蒂"本经要义"之"咳逆上气"解。可互参。

明目益精："明目"指钟乳石能清肝明目。"精"指"肾精"，也包括五脏之精气。钟乳石入肾，故《神农本草经》言"明目益精"。

五脏：指心、肝、脾、肺、肾五个脏器的统称。

百节：指人体全身各个关节。"百"表概数。详见玉泉"本经要义"之"五脏百病"解。可互参。

九窍：头部七窍（眼二窍、耳二窍、鼻二窍、口）及前后二阴。

乳汁：《古今韵会举要·麌韵》引《地韵》载："乳，湩①也。"《魏书·王琚传》载："常饮牛乳，色如处子。"又指像乳汁之物。

乳汁，泛指哺乳动物的奶水，哺育后代。

浅说《玉篇》

《玉篇》，为中国古代一部按字形体分部编排的字书。南朝梁大同九年（543年）黄门侍郎兼大学博士顾野王撰。是我国目前第一部按部首分门别类的汉字字典，其卷首有顾野王自序和《进玉篇启》，即奉命而作。《玉篇》现仅存若干残卷。

注：顾野王（519—581），字希冯，吴郡吴县（今江苏苏州吴中区）人，仕梁陈两朝。

药物解读

《中华人民共和国药典》2020年版一部收载：钟乳石，为碳酸盐类矿物方解石族方解石，主含碳酸钙（$CaCO_3$）。

【性味归经】性温，味甘。归肺、肾、胃经。

【功能主治】温肺，助阳，平喘，制酸，通乳。用于痰寒咳喘，阳虚冷喘，腰膝冷痛，胃痛泛酸，乳汁不通。

---

① 湩：音冻。乳汁。《说文解字·水部》载："湩，乳汁也。"《玉篇·水部》载："湩，江南人呼乳为湩。"《穆天子传》卷四载："因具牛羊之湩，以洗天子之足。"郭璞注："湩，乳也。今江南人呼乳为湩。"

【药材鉴别要点】

钟乳石为钟乳状集合体,略呈圆锥形或圆柱状。表面灰白色或棕黄色,粗糙,凹凸不平。体重,质硬,断面较平整,白色至浅灰白色,对光观察具闪星状的亮光,近中心常有一圆孔,圆孔周围有多数浅橙黄色同心环层。气微,味微咸。

医籍论选

石钟乳乃石之津液融结而成,气味甘温。主滋中焦之汁,上输于肺,故治咳逆上气。中焦取汁奉心,化赤而为血,故明目。流溢于中而为精,故益精。精气盛,则五脏和,故安五脏。血气盛,则百节和,故通百节。津液濡于空窍,则九窍自利。滋于经脉,则乳汁自下。

——清·张志聪《本草崇原》

石钟乳,味甘温。主咳逆上气。钟乳石体属金,又其象下垂而中空,故能入肺降逆。明目,能益目中肺脏之精。益精,能引肺气入肾。安五脏,通百节,利九窍,降气则脏安,中虚则窍通。下乳汁。钟乳,即石汁如乳者所溜而成,与乳为类。故能下乳汁也。

此以形为治。石为土中之精,钟乳石液所凝,乃金之液也,故其功专从于补肺。以其下垂,故能下气。以其中空,故能通窍。又肺朝百脉,肺气利则无所不利矣。

自唐以前,多以钟乳为服食之药,以其能直达肾经,骤长阳气,合诸补肾之品,用以房中之术最妙。但此乃深岩幽谷之中,水溜凝结而成,所谓金中之水,其体至阴,而石药多悍,性反属阳,故能补人身阴中之火。阴火一发,莫可制伏,故久服毒发,至不可救。惟炼得宜,因证施治,以交肺肾子母之脏,实有殊能也。

——清·徐大椿《神农本草经百种录》

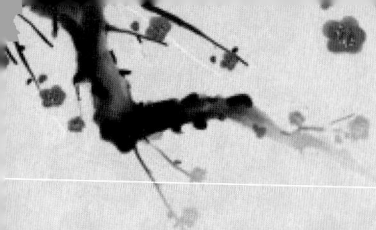

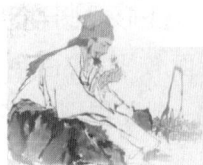

水银

水銀，味辛寒。主疥瘻痂瘍，白禿，殺皮膚中蝨，墮胎，除熱，殺金銀銅錫毒。熔化還復爲丹，久服神仙不死。生平土。

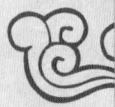

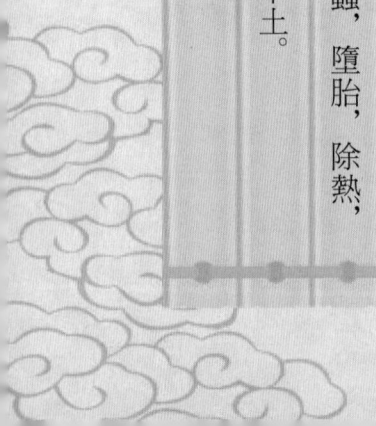

【处方用名】水银——自然元素类液态矿物自然汞 Hydrargyrum.，主要从辰砂矿中经加工提炼而成。

【经文】水银，味辛寒。主疥瘘痂疡，白秃，杀皮肤中虱，堕胎，除热，杀金银铜锡毒。熔化还复为丹，久服神仙不死。生平土。

本经要义

水银在古典文献中称谓：白鸿（《淮南子》）、姹女（《周易参同契》）、鸿（《广雅》）、流珠、元水（《石药尔雅》）等。

"汞"，原作"澒"。《说文解字·水部》载："澒，丹砂所化为水银也。"苏颂引《广雅》曰："水银谓之澒。丹灶家乃名汞。其字亦通用耳。"《本草纲目》释"澒"之义曰："澒者，流动貌。"《字汇·水部》载："澒，流动貌。"天然汞并不多见，通常从汞矿中加工提炼而制得，故又有赤汞、砂汞之名。

古代道家炼丹，称水银为姹女。《集解》引彭晓曰："河上姹女者，真汞也。见火则飞腾。如鬼隐龙潜，莫知所往。"刘禹锡《送卢处士归嵩山别业》诗："药炉烧姹女，酒瓮贮贤人。"水银为银白色或锡白色，具有金属光泽，常温下在空气中较稳定，为液态，其状如水似银，故名水银。

水银本草溯源

《吴普本草》未单列水银条。在丹砂条云："丹砂，神农：甘。黄帝、岐伯：苦，有毒。扁鹊：苦。李氏：大寒。或生武陵。采无时。能化朱成水银。畏磁石，恶咸水。"

《名医别录》：水银，有毒。以傅男子阴，阴消无气。一名汞。生符陵，出于丹沙。

按："出于丹沙（朱砂）"，与现今从辰砂（朱砂原矿）矿中加工提炼而成水银相一致。

《图经本草》：水银，生符陵平土，今出秦州[①]，商州、道州[②]、邵武军[③]，而秦州乃来自西羌界（现四川境内）。经云：出于丹砂者，乃是山石中采粗次朱砂，作炉，置砂于中，下承以水，上覆以盏，器外加火煅养，则烟飞于上，水银溜于下，其色小白浊。

按：苏颂详述了从朱砂中炼制水银的工艺流程，并附有煅水银的炉灶，及含水银朱砂。

《本草纲目》在水银"释名"项云：其状如水似银，故名水银。颂者，流动貌。方术家[④]以水银和牛、羊、豕三脂杵成膏，以通草为炷，照于有金宝处，即知金银铜铁铅玉龟蛇妖怪，故谓之灵液。

汞出于砂为真汞。

水银乃至阴之精，禀沉着之性。得凡火煅炼，则飞腾灵变；得人气熏蒸，则入骨钻筋，绝阳蚀脑。阴毒之物无似之者。而大明言其无毒。《本经》言其久服神仙，甄权言其还丹元母，《抱朴子》以为长生之药。六朝以下贪生者服食，致成废笃而丧厥躯，不知若干人矣。方士固不足道，本草其言可妄言哉？水银但不可服食尔，而其治病之功，不可掩也。

综上所述，古今所用水银及其制取基本一致。

---

① 秦州：古地名，西晋置。治所在今甘肃省谷县东。唐初移治纪县，即今甘肃省秦安县西北。

② 道州：古地名。一说为隋置，治所在今河南省许昌市。一说为唐置，治所在今湖南省道县西。

③ 邵武军：古地名，宋置。治所在今福建省邵武市。

④ 方术家：古代"方术家""丹灶家"，均为炼丹方士之统称。

水银为少用中药,多用于中医外科。本品为液态金属汞。大然汞矿不多见,通常用辰砂矿石加热蒸馏制取,主含单体金属汞(Hg)。本品在常温下为不透明的重质液体,呈银白色,具金属光泽。质重,极易流动或分裂为小球,流过不留污痕,不粘手。遇热易挥发。无臭。沸点:350℃;零下39℃时可凝固成金属固体。

药物解读

《中华本草》收载水银。

【**性味归经**】性寒、味辛。有大毒。归心、肝、肾经。

【**功能主治**】杀虫,攻毒。用于皮肤疥癣,梅毒,恶疮肿毒,流痤,灭虱等。

【**注意事项**】本品有大毒,不能内服。孕妇忌用。不宜和砒石共用。

本品系毒性中药,按照《医疗用毒性药品管理办法》的有关规定使用。

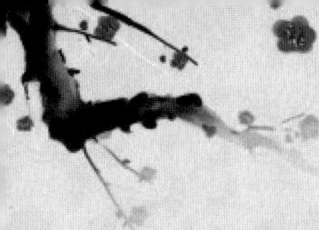

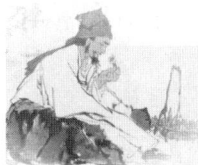

松脂

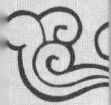

【处方用名】松香——松科 Pinaceae.

【经文】松脂,味苦温。主疽,恶疮头疡,白秃疥瘙,风气,安五脏,除热。久服,轻身不老,延年。一名松膏,一名松肪。生山谷。

松脂,味苦温。主治痈疽恶疮,头疡白秃,疥瘙风气,安五脏,除热。久服轻身延年。一名松膏,一名松肪。生山谷。(曹元宇辑注本)

本经要义

松脂:松脂为松科松属各种松树枝干被割伤后流出的黏稠汁液,经久挥发后所形成之固体。松脂俗名"松香""松油"等。其枝干结节称之"松节"。

《神农本草经》名松脂,一名松肪,列为上品。松脂又名松香,始载于明代兰茂《滇南本草》。《玉篇·肉部》载:"脂,脂膏也。"《礼记·内则》孔颖达疏:"凝者为脂,释者为膏。""肪",沈涛《说文古本考》载:"《一切经音义》卷十六引'肪,肥也,脂也',是古本有'一曰脂也'四字今夺。"可见"脂""膏""肪"三字同义。

本品源于松的树脂,故有"松脂""松膏""松肪"诸名。呈凝胶状,而又名"松胶"。具有特异之松节油香气,故又称"松香""松胶香"等名。色黄者,又名黄香。

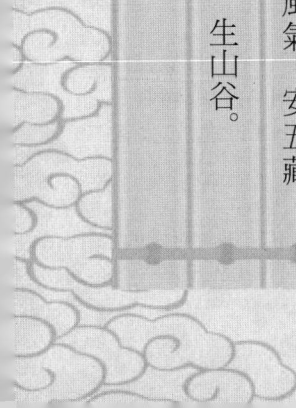

松脂,味苦溫。主疽,惡瘡頭瘍,白禿疥瘙,風氣,安五藏,除熱。久服,輕身不老,延年。一名松膏,一名松肪。生山谷。

松脂本草溯源

《**名医别录**》：松脂，味甘，无毒。主治胃中伏热，咽干，消渴，及风痹，死肌。炼之令白。其赤者治恶风痹。生太山，六月采。

《**本草经集注**》：松脂，味苦、甘，温，无毒……采炼松脂法，并在服食方中，以桑灰汁或酒煮软，接内寒水中数十过，白滑则可用。其有自流出者，乃胜于凿树及煮用膏也……松、柏皆有脂润，又凌冬不凋，理为佳物，但人多轻忽近易之耳。

《**图经本草**》：松脂，生泰山山谷，今处处有之。其用以通明如薰陆香颗者为胜……其法：用大釜①加水置甑，用白茅藉甑底，又加黄砂于茅上，厚寸许可矣。然后布松脂于上，炊以桑薪，汤减即添热水，常令满。候松脂尽入釜中，乃出之，投入冷水。即凝又蒸，如此三过，其白如玉，然后入药，亦可单服。

按：苏颂详述了松脂的加工炮制方法。

《**本草纲目**》：松树磥砢②修耸多节，其皮粗厚有鳞形，其叶后凋。二三月抽蕤生花，长四五寸，采其花蕊为松黄。结实状如猪心，叠成鳞砌，秋老则子长鳞裂……千年松脂化为琥珀③。

松脂则又树之津液精华也。在土不朽，流脂日久，变为琥珀，宜其可以辟谷延龄。

按：李时珍详细描述了松的植物形态，且非常精当。并记述了松脂入土，经年久变为琥珀的情况和临床作用。

综上所述，古今临床所用松脂(松香)其基原完全一致。

疽：中医病名，常通称"痈疽"。

---

① 大釜："釜"，古代做饭的炊具，相当于现今铁锅。古名又叫"鬴"。敛口圆底，有两耳。其用如鬲，置于灶，上置甑以蒸煮，盛行于汉代。有铁制的，也有铜制的，或陶制品。《急就篇》第十二章载："铁、鈇、锥、釜、鍑、鏊。"颜师古注："大者曰釜，小者曰鍑。""大釜"即大锅也。

② 磥砢：指树木多节。磥砢同"磊砢"。磥，音垒；砢，音裸。

③ 琥珀：与松脂基原相同。为古代松科松属植物的树脂，埋藏地下经年久而成的松脂之化石样物质。具有镇惊安神，活血散瘀，利尿通淋等作用。

疮面浅而大者为痈。多由外感六淫,过食膏粱厚味,外伤感染等,致营卫不和,邪热壅盛,气血凝滞而成。疮面深而恶者为疽。疽是气血为毒邪所阻滞,发于肌肉筋骨间的疮肿。

宋以前的疽仅指无头疽。自宋《卫济宝书》开始,见有头疽的描述。现今按疽病早期的有头与无头,分为有头疽和无头疽两类。

《灵枢·痈疽》载:"黄帝曰:夫子言痈疽,何以别之?岐伯曰:营卫稽留于经脉中,则血泣而不行,不行则卫气从之而不通,壅遏而不得行,故热。大热不止,热胜则肉腐,肉腐则为脓。然不能陷,骨髓不为燋枯,五脏不为伤,故命曰痈。黄帝曰:何谓疽?岐伯曰:热气淳盛,下陷肌肤,筋髓枯,内连五脏,血气竭,当其痈下,筋骨良肉皆无余,故命曰疽。疽者,上之皮夭以坚,上如牛领之皮。痈者,其皮上薄以泽,以其候也。"

恶疮头疡:"恶疮",中医病名。凡疮疡表现为焮肿痛痒,溃烂后浸淫不休,经久不愈者,统称为恶疮。一般由风热挟湿毒之气所致。"头疡"即"头疮"。

白秃:即因头疮所致之脱发成白秃。

疥瘙:"疥",即"疥疮"。本病以手指缝最为多见,亦常见于肘窝、腋下、小腹、腹股沟、臂腿等处,甚则遍及全身。呈针头大小的丘疹和水疱,甚痒,故体表常见抓痕和结痂。《诸病源候论·疮病诸候·疥候》载:"疥者,有数种,有大疥,有马疥,有水疥,有干疥,有湿疥。多生于手足乃至遍体……并皆有虫。""瘙",即"瘙痒"。

风气:指风邪。

安五脏:"五脏",心、肝、脾、肺、肾的合称。

除热:清热。

久服,轻身不老,延年:为道家养身理念。本品又为上品,故《神农本草经》有此说。不必深究。

药物解读

《中药大辞典》收载:松香,别名松脂、松膏、松肪等。为松科松属若干种植物渗出的油树脂,经蒸馏或提取除去挥发油后所剩余固体树脂。

【性味归经】性温,味苦、甘。归肝、脾经。

【功能主治】燥湿,拔毒,生肌,止痛。用以治疗痈疽,恶疮。痔漏,瘰病,疥癣湿疮,白秃,疬风,金疮,风湿痹痛,脱疽等。

【鉴别要点】

1. 药材鉴别

松香呈透明或半透明不规则块状物,大小不等,颜色由浅黄色至深棕色。常温时质地较脆,破碎而平滑,有玻璃样光泽,气微弱。遇热先变软,而后融化,经燃烧产生黄棕色浓烟。不溶于水,部分溶于石油醚,易溶于乙醇、乙醚、苯、氯仿及乙酸乙酯等溶解液中。

2. 饮片鉴别

饮片为不规则半透明块状,大小不一,表面淡黄色,似琥珀,常有一层黄白色霜粉。常温时质坚而脆,易碎,断面光亮而透明,似玻璃状。具松节油香气,味苦。炒松香形如松香,表面光亮。

医籍论选

松脂生于松木之中,禀木质而有火土金水之用。气味苦温,得火气也;得火气,故治肌肉之痈,经脉之疽,以及阴寒之恶疮。入土成珀,坚洁如金,裕金气也;裕金气,故治头疡白秃,以及疥瘙之风气。色黄臭香,味苦而甘,备土气也;备土气,故安五脏。木耐岁寒,经冬不凋,具水气也。具水气,故除热。久服则五运金精,故轻身,不老延年。

——清·张志聪《本草崇原》

松脂专入肝、脾。即属松木津液,流于皮干之中,经久结成。其液如脂,芳香燥结。内可祛风除湿去痹,外可贴疮长肉杀虫。缘人风湿内淫,则气血受阻,故疮疥痈肿身重痹痛等症,靡不因是而生,得此苦以泄热,温以祛风除湿,则病悉愈。然必蒸炼得法,始堪服食。

至云久服轻身延年,虽出经解,未可尽信,其亦过为称誉之意也乎。但火实有热者忌服。

——清·黄宫绣《本草求真》

松香,一名松脂,味苦、甘,性温。搽疥癫疮,吃安五脏,除胃中湿热,疗赤白癜风、疬风等症。

——明·兰茂《滇南本草》

附 松节

【处方用名】松节——松科 Pinaceae.

"松节"入药始载于《神农本草经》。松节一名则始见于《名医别录》,其载:"松节,温。主治百节久风,风虚,脚痹,疼痛。"经本草文献考证:松节为松科植物油松 *Pinus tabulae formis* Carr. 或马尾松 *Pinus massoniana* Lamb. 及同属多种植物的茎干之瘤状结节,故名松节。

松属树木枝干交接处曰"节"。一是指草木茎上生叶的部分。二是指树木枝干交接处。《易·说卦》载:"艮为山……其于木也,为坚为节。"《诗经·邶风·旄丘》:"旄丘之葛兮,何诞之节兮!"唐代杜甫《建都十二韵》载:"风断青蒲节,霜埋翠竹根。"

《本草经集注》:松脂,味苦、甘,温。无毒……松节,温。主百节久风,风虚,脚痹,疼痛。

《本草纲目》:松节,松之骨也。质坚气劲,久亦不朽,故筋骨间风湿诸病宜之。

药物解读

《四川省中药饮片炮制规范》2002 年版收载:松节,为松科松属植物马尾松 *Pinus massoniana* Lamb. 或油松 *Pinus tabulae formis* Carr. 的干燥瘤状结节。《卫生部药品标准》1992 年版中药材第一册将本品以油松节之名收载。

《中药大辞典》2013 年版收载:松节,为松科松属植物油松 *Pinus tabulae formis* Carr. 或马尾松 *Pinus massoniana* Lamb. 或赤松 *Pinus densiflora* Sieb. et Zucc. 或云南松 *Pinus yunnanensis* Franch. 等枝干的结节。

【性味归经】性温,味苦。归肝、肾经。

【功能主治】祛风,燥湿,舒筋,活络,止痛。主治风寒湿痹,历节风痛,转筋挛急,脚痹痿软,鹤膝风,跌打伤痛等。

【鉴别要点】

1. 药材鉴别

药材呈扁圆节段状或呈不规则的片状或块状,长短粗细不一。表面黄棕色、灰棕色至红棕色,粗糙,有时带有棕色至黑棕色油脂斑,或有残存的栓皮。质坚硬而重。横断面木部淡棕色，纵断面纹埋直或斜，不均匀。有松节油香气，味微苦、辛。

2. 饮片鉴别

饮片为白黄色，或浅黄棕色薄片。质坚硬，切面具轮纹，有松脂香气，微苦、辛。

医籍论选

松木之脂，俗名松香，处处山中有之，其木修耸多节，其皮粗厚有鳞……松节，气味苦温，无毒。主治百邪，久风，风虚脚痹，疼痛，酿酒，主脚软骨节风。

——清·张志聪《本草崇原》

松节，气味苦温。主治百节久风风虚，脚痹疼痛。炒焦，治筋骨间病，能燥血中之湿，疗风蛀牙痛，历节风痛，四肢如解脱。

——清·杨时泰《本草述钩元》

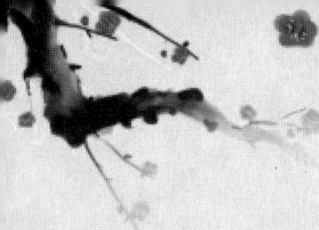

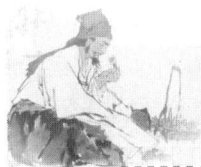

太一余粮

久服耐寒暑，不飢，輕身，飛行千里，神仙。一名石腦，生山谷。

太一餘糧，味甘平。主咳逆上氣，癥瘕，血閉，漏下，除邪氣。

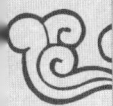

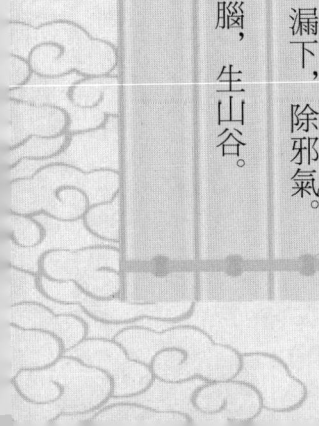

【处方用名】禹余粮——氧化物类矿物褐铁矿（Limonite.）之矿石，主含 Fe_2O_3。

【经文】太一余粮，味甘平。主咳逆上气，癥瘕，血闭，漏下，除邪气。久服耐寒暑，不饥，轻身，飞行千里，神仙。一名石脑，生山谷。

本经要义

太一余粮：禹余粮之不同产地所采得。

陶弘景云："今人惟总呼为太一禹余粮，自专是禹余粮尔，无复识太一者。"

苏敬云："太一余粮及禹余粮，一物而以精粗为名尔。其壳若瓷方圆不定，初在壳中未凝结者，犹是黄水，名石中黄子，久凝乃有数色，或青，或白，或赤，或黄。年多变赤，因赤渐紫。自赤及紫，俱名太一，其诸色通谓余粮。"据此，太一禹余粮与禹余粮，本是一物。

李时珍言："禹余粮生东海池泽及山岛，太一余粮生太山山谷，石中黄出余粮处有之，乃壳中未成余粮黄浊水也。据此则三者一物也……晋宋以来，不分山谷、池泽所产，故通呼太一禹余粮。"李时珍又言："禹余粮、太一余粮、石中黄水，性味功用皆同，但入药有精粗之等尔。"

有关禹余粮、太一余粮等有关情况，详情参阅"禹余粮"之"本经要义"内容。

咳逆上气:参阅瓜蒂"本经要义"之"咳逆上气"解。可互参。

癥瘕:参阅卷柏"本经要义"之"癥瘕"解。可互参。

血闭:指女子闭经。

漏下:参阅石胆"本经要义"之"崩中漏下"。

邪气:泛指各种致病邪气。参阅白蒿"本经要义"之"五脏邪气"解。可互参。

久服耐寒暑,不饥,轻身,飞行千里,神仙:此为道家养生理念。禹余粮类矿石类药物有毒,《神农本草经》中又为上品。不必深究。

药物解读

《中药大辞典》收载:太一余粮,为氢氧化物类矿物褐铁矿(Limonite.)之矿石。

【性味归经】性微寒,味甘、涩。归脾、胃、大肠经。

【功能主治】涩肠,止血,止带。主治久泻,久痢,崩漏,便血,带下等。

【药材(饮片)鉴别要点】详见禹余粮。

医籍论选

参阅禹余粮之"医籍论选"内容。可互参。

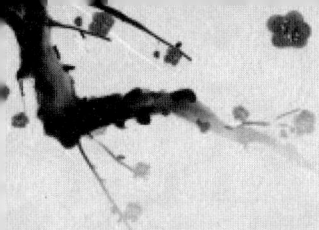

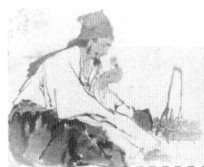

天鼠屎

寒热积聚，除惊悸。一名鼠沄，一名石肝。生山谷。

天鼠屎，味辛寒。主面癰腫，皮膚洗洗，時痛，腸中血氣，破

【处方用名】 夜明砂——蝙蝠科 Vespertilion-idae.

【经文】 天鼠屎，味辛寒。主面痈肿，皮肤洗洗，时痛，肠中血气，破寒热积聚，除惊悸。一名鼠沄，一名石肝。生山谷。

天鼠屎，味辛寒。主治面目痈肿，皮肤洗洗时痛，腹中血气，破寒热积聚，除惊悸。一名鼠沽，一名石肝。生合浦山谷。（曹元宇辑注本）

本经要义

天鼠屎："天鼠"，即蝙蝠。《吴普本草》载"鼠屎"。并在"大豆黄卷"条载："神农、黄帝、雷公：无毒。采无时。去面黔[1]。得前胡、乌喙、杏子、牡蛎、天雄、鼠屎共蜜和佳，不欲海藻、龙胆。此法大豆初出土黄芽是也。"

天鼠屎本草溯源

《名医别录》：天鼠屎，有毒。去面黑皯。十月、十二月取。

《本草经集注》天鼠屎，味辛，寒，有毒。

---

[1] 面黔："黔"，音赶。"黔"通"皯"，枯槁焦黑。"面皯"指面部黑斑，黄褐斑。

主治面痈肿，皮肤洗洗，时痛，腹中血气，破寒热积聚，除惊悸，去面黑皯。一名鼠沽，一名石肝。生合浦山谷。十月、十二月取。方家不复用，俗不识也。

《本草纲目》：天鼠屎……凡采得，以水淘去灰土恶气，取细砂晒干焙①用。

综上所述，天鼠屎，即蝙蝠屎，即现今药用"夜明砂"。《中药手册》收载之为蝙蝠科动物蝙蝠 *Vespertilio superans* Thomas. 等多种蝙蝠的干燥粪便。

面痈肿：指面部浮肿。

皮肤洗洗："洗"，音险。"洗洗"，表寒冷貌。"皮肤洗洗"，表皮肤寒冷。

时痛：指皮肤寒冷，时时作痛，即皮肤寒湿所致皮痹。

肠中血气：指腹中气血。

寒热积聚：寒热所致之癥瘕积聚。"寒热"：参阅蠡实"本经要义"之"寒热"解。可互参；"积聚"，参阅熊脂"本经要义"之"积聚"解。可互参。

惊悸：与惊痫同义。参阅款冬花"本经要义"之"惊痫"解。茯苓"本经要义"之"恐悸"解。可互参。

药物解读

《中药大辞典》收载：夜明砂，为蝙蝠科蝙蝠属动物蝙蝠 *Vespertilio superans* Thomas. 或大管鼻蝠 *Murina leucogaster* Milne-Edwards. 或伏翼属普通蝙蝠 *Pipstrellus abramus* Temminck. 或兔蝠属大耳蝠 *Plecotus auritus* Linnaeus. 或棕蝠属华南大棕蝠 *Eptesicus andersoni*（Dobson）. 或蹄蝠科蹄蝠属动物大马蹄蝠 *Hipposideros armiger* Hodgson. 或菊头蝠科菊头蝠属动物马铁菊头蝠 *Rhinolophus ferrumequinum* Schreber. 等的粪便。

【性味归经】性寒，味辛。归肝经。

【功能主治】清肝明目，散瘀消积。主治青盲，雀目，目赤肿痛，白精溢

---

① 焙："焙"与"熁"，为西汉时期北方方言。"晒干焙用"，即晒干后清炒入药。

血,内外翳障,小儿疳积,瘰疬,疟疾等。

【药材(饮片)鉴别要点】

夜明砂药材为长椭圆形颗粒,两端微尖,长 5～7mm,直径约 2mm,表面略粗糙,棕褐色或灰棕色,破碎者呈小颗粒状,或粗粉末状。放大镜下观察,可见棕色或黄棕色有光泽的昆虫头、眼及破碎翅膜。气微,味微苦而微辛。

医籍论选

天鼠,《本经》名伏翼,列于上品,即蝙蝠也。天鼠屎,《日华本草》名夜明砂。天鼠罕用,夜明砂常用……

(天鼠)屎乃蚊蚋、乳石之余精,气味辛寒,感阳明、太阴金水之化。主治面痈肿者,面属阳明也。皮肤洗洗时痛者,皮肤属太阳也。痈肿则血气不和,阳明行身之前,而治面之痈肿,则腹中血气之病亦可治也。皮肤洗洗,则身发寒热;皮肤时痛,则寒热积聚。太阳主通体之皮肤,而治皮肤洗洗之时痛,则自发寒热而邪积凝聚者,亦可破也。肝病则惊,心病则悸。除惊悸者,禀阳明金气,而除风木之惊;禀太阳水气而除火热之悸也。

——清·张志聪《本草崇原》

凡有翼能飞之物,夜则目盲。伏翼又名天鼠,即鼠类也,故日出则目瞑而藏,日入则目明而出,乃得阴气之精者也。肝属厥阴,而开窍于目,故资其气以养肝血,而济目力,感应之理也。物有殊能,必有殊气,皆可类推。

——清·徐大椿《神农本草经百种录》

夜明沙,专入肝。即名天鼠屎。其屎因食蚊虫而化,蚊虫善食人血,是即蚊虫之眼,故能入肝经血分活血,为治目盲障翳之圣药。肝之窍在目,凡人目生障翳,多缘肝有血积,以致上攻于目。其或见为惊疳疟魃,血气腹痛,得此辛而散邪,寒以胜热,则血自活,而病无不可愈。

——清·黄宫绣《本草求真》

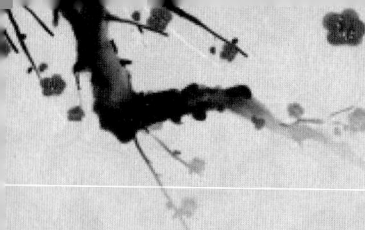

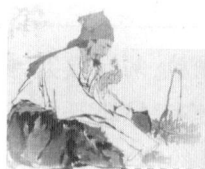

五色石脂

【处方用名】赤石脂——硅酸盐类多水高岭石族矿物多水高岭石（Halloysite），主含四水硅酸铝$[Al_4(Si_4O_{10})(OH)_8 \cdot 4H_2O]$

【经文】青石、赤石、黄石、白石、黑石脂等。味甘平。主黄疸，泄利，肠澼，脓血，阴蚀，下血，赤白，邪气，痈肿，疽痔，恶疮，头疡，疥瘙。久服，补髓益气，肥健，不饥，轻身延年。五石脂，各随五色，补五脏。生山谷中。

本经要义

五色石脂：五种颜色的石脂，主要成分为黏土类，因夹杂物质而显青、黄、白、赤、黑诸色。其中以赤石脂和白石脂为最重要。医药上又以赤、白脂为多，故本文只解赤石脂。陶弘景云："此五石脂如《本经》，疗体亦相似。《别录》各条，所以具载，今俗用赤石、白石二脂尔。《仙经》亦用白石脂，以涂丹釜。好者出吴郡(今江苏苏州一带)，犹与赤石脂同源。赤石脂多赤而色好。"寇宗奭："赤、白石脂四方皆有，以理腻黏舌，缀唇者为上。"明代刘文泰在《本草品汇精要》赤石脂条云："用：文理细腻者佳。质：类滑石而酥软。"历代本草文献记述：赤石脂色红，质滑腻酥软，黏舌缀唇等特征，与现今所用赤石脂相一致。

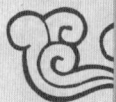

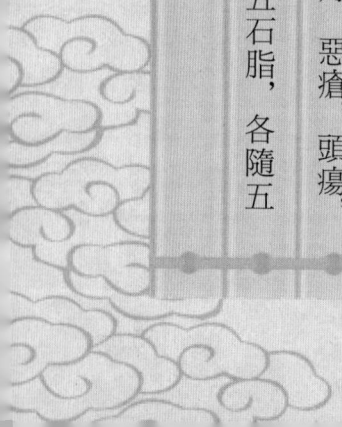

青石、赤石、黄石、白石、黑石脂等。味甘平。主黄疸，泄利，肠澼，脓血，阴蚀，下血，赤白，邪气，癰腫，疽痔，恶瘡，頭瘍，疥瘙。久服，補髓益氣，肥健，不飢，輕身延年。五石脂，各随五色，補五臟。生山谷中。

五色石脂本草溯源

《吴普本草》：五色石脂，一名青、赤、黄、白、黑符。

赤符，神农、雷公：甘。黄帝、扁鹊：无毒。李氏：小寒。或生少室，或生太山。色绛，滑如脂。

按：赤石脂名赤符。"符"，《本草经考注》载："符之言附也。"有附着之义，谓其有黏附之功。"绛"，赤色，又属石；"滑如脂"，故称为"赤石脂"。

《名医别录》：赤石脂，味甘、酸、辛，大温，无毒。主养心气，明目，益精，治腹痛，泄澼，下痢赤白，小便利，及痈疽疮痔，女子崩中漏下，产难，胞衣不出。久服补髓，好颜色，益智，不饥，轻身，延年。生济南、射阳①，及太山之阴，采无时。

《本草经集注》：青石、赤石、黄石、白石、黑石脂等……此五石脂如《本经》，疗体亦相似。《别录》各条，所以具载，今俗用赤石、白石二脂尔。《仙经》亦用白石脂，以涂丹釜。好者出吴郡，犹与赤石脂同源。赤石脂多赤而色好，惟可断下，不入五石散②用。好者亦出武陵、建平、义阳。

《本草纲目》：五色石脂。膏之凝者曰脂。此物性黏，固济炉鼎甚良，盖兼体用而言也……《别录》虽分五种，而性味、主治亦不甚相远，但以五味配五色为异，亦是强分尔。赤白二种，一入气分，一入血分，故时用尚之。张仲景用桃花汤治下痢便脓血，取赤石脂之重涩，入下焦血分而固脱。

综上所述，古今所用赤石脂基本一致。

味甘平：《本经》言：赤石，性平，味甘。《中国药典》载：赤石脂，性温，味甘、酸、涩。归大肠、胃经。《临床中药学》载：赤石脂，性温，味涩。归大肠、胃经。

---

① 射阳：古地名。在江苏省东部，射阳河下游，东临黄海。
② 五石散：指五石饮。由紫石英、赤石脂、雄黄、白石英、石钟乳烘炼成粉末制成。是魏晋时期道家服用矿石类药物风气的常用方剂。矿石类药物有毒，不宜常服、久服。

黄疸：又称谓黄瘅，中医病证名。身黄、目黄、小便黄为其三大主症。多由感受时邪，或饮食不节，湿热或寒湿内阻中焦，迫使胆汁不循常道所致。《素问·平人气象论》载："溺黄赤安卧者，黄疸。已食如饥者，胃疸[①]。面肿曰风。足胫肿曰水，目黄者曰黄疸。"《诸病源候论·黄病诸候·黄疸候》："黄疸之病，此由酒食过度，腑脏不和，水谷相并，积于脾胃，复为风湿所搏，瘀结不散，热气郁蒸，故食已如饥，令身体面目爪甲及小便尽黄，而欲安卧。若身体多赤，多黑，多青皆见者，必寒热身痛。面色微黄，齿垢黄，爪甲上黄，黄疸也。"

泄利：泄利、痢疾等病变。

肠澼："澼"，音屁。指肠间水。《集韵·音韵》载："澼，肠间水。"《素问·通评虚实论》载："帝曰：肠澼便血何如？ 岐伯曰：身热则死，寒则生。帝曰：肠澼下白沫何如？ 岐伯曰：脉沉则生，脉浮则死。帝曰：肠澼下脓血何如？ 岐伯曰：脉悬绝则死，滑大则生。帝曰：肠澼之属，身不热，脉不悬绝何如？ 岐伯曰：滑大者曰生，悬涩者曰死，以脏期之。"

脓血：与上文肠澼症相应，指痢疾下脓血。

阴蚀：又名阴疮。由情志郁火，损伤肝脾，湿热下注，郁蒸生虫，虫蚀阴中所致。症见外阴部溃烂，形成溃疡，脓血淋漓，或痛或痒，肿胀坠痛，伴有赤白带下，小便淋沥等。

下血，赤白，邪气：指阴蚀所致之病症。

痈肿：泛指痈肿疮毒。

疽痔：参阅石硫黄"本经要义"之"疽痔恶血"解。可互参。

恶疮，头疡：详见松脂"本经要义"之"恶疮头疡"解。可互参。

疥瘙：详见松脂"本经要义"之"疥瘙"解。可互参。

久服，补髓益气，肥健，不饥，轻身延年：均为道教养生理念，又因本品为《本经》上品，故有此说，不必深究。

药物解读

《中华人民共和国药典》2020 年版一部收载：赤石脂，为硅酸盐类矿物

[①] 胃疸："疸"，热也。"胃疸"，胃热之意。由于胃热盛则善消谷，故胃疸的症状为"已食如饥"。

多水高岭石族多水高岭石,主含四水硅酸铝$[\mathrm{Al_4(Si_4O_{10})(OH)_8 \cdot 4H_2O}]$

【性味归经】性温,味甘、酸、涩。归大肠、胃经。

【功能主治】涩肠,止血,生肌敛疮。用于久泻久痢,大便出血,崩漏带下,外治疮疡久溃不敛,湿疮脓水浸淫等。

【鉴别要点】

1. 药材鉴别

药材为块状集合体,呈不规则的块状。粉红色、红色至紫红色,或有红白相间的花纹。质软,易碎,断面有的具腊样光泽。吸水性强。具黏土气,味淡,嚼之无沙粒感。

2. 饮片鉴别

饮片呈不规则小碎块,表面凹凸不平,呈粉红色、红色至紫红色,或有红白相间的花纹,摸之细腻如脂而染指,质软,易碎。细粉土红色,吸舌力较强,微苦而有土腥味,煅、炒赤石脂呈紫红色,质坚硬,不易打碎,吸湿性很强。醋赤石脂,形如煅赤石脂,微有醋气。

医籍论选

《本经》概言五色石脂,今时只用赤白二脂。赤白二脂,赤中有白,白中有赤,总名赤石脂。不必如《别录》分为二色。

石脂乃石中之脂,为少阴肾脏之药。又,色赤象心,甘平属土。主治黄疸、泄痢、肠澼脓血者,脾土留湿,则外疸黄而内泄痢,甚则肠澼脓血。石脂甘平,得太阴之土气,故可治也。阴蚀下血赤白,邪气痈肿、疽痔者,少阴脏寒,不得君火之阳热以相济,致阴蚀而为下血赤白,邪气痈肿而为疽痔。石脂色赤,得少阴之火气,故可治也。恶疮、头疡、疥瘙者,少阴火热不得肾脏之水气以相滋,致火热上炎,而为恶疮之头疡疥瘙。石脂生于石中,得少阴水精之气,故可治也。

久服则脂液内生,气血充盛,故补髓益气。补髓助精也,益气助神也,精神交会于中土,则肥健不饥,而轻身延年。

——清·张志聪《本草崇原》

赤石脂,气平禀金气,味甘得土味,手足太阴药也。太阴湿胜,在皮肤则为黄疸,在肠胃则为泄痢,甚则为肠澼脓血;下注于前阴,则为阴蚀,并见赤白浊、带下;注于后阴,则为下血,皆湿邪之气为害也。石脂具湿土之质,而有燥金之用,所以主之。

　　痈肿、疽痔、恶疮、头疡、疥瘙等症,皆湿气郁而为热,热盛生毒之患。石脂能燥湿化热,所以主之。久服补髓益气、肥健不饥、延年者,湿去则津生,自能补髓益气、补髓助精、益气助神也。精神交会于中土,故有肥健不饥、轻身延年之效也。

——清·陈修园《神农本草经读》

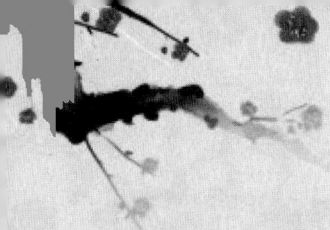

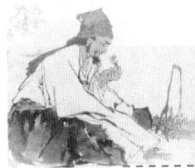

苋实

苋實，味甘寒。主青盲，明目，除邪，利大小便，去寒熱。久服，益氣力，不飢，輕身。一名馬苋。

【处方用名】苋实——苋科 Amaranthaceae.

【经文】苋实，味甘寒。主青盲，明目，除邪，利大小便，去寒热。久服，益气力，不饥，轻身。一名马苋。

本经要义

苋实："苋"音现。苋科苋属植物，一年生草本，嫩茎叶为普通蔬菜。《尔雅·释草》载："蒉，赤苋。"郭璞注："今之苋赤茎者。"《南史》载："及在吴兴，不饮郡井，斋前自种白苋紫茄，以为常饵，诏褒其清。"

苋实本草溯源

《名医别录》：苋实，大寒，无毒。主治白翳[①]，杀蚘虫。一名莫实，细苋亦同。生淮阳及田中，叶如蓝，十一月采。

《本草经集注》：苋实，味甘，寒，大寒，无毒……李云即苋菜也。今马苋别一种，布地生，实至微细，俗呼为马齿苋，亦可食，小酸，恐非今苋实。其苋实当是白苋，所以云细苋亦同，叶如蓝也。细苋即是糠苋，食之乃胜，而并冷利，被霜乃熟，故云十一月采。又有赤

---

① 白翳：眼病，即白内障。《玉篇·目部》载："翳，眼疾也。"《正字通·目部》载："翳，目障也。"

苋,茎纯紫,能疗赤下,而不堪食。药方用苋实甚稀,断谷方中时用之。

按: 陶弘景所言之苋,为苋科苋属植物苋 *Amaranthus tricolor* L. 或绿苋 *Amaranthus viridis* L. 或刺苋 *Amaranthus spinosus* L. 或尾穗苋 *Amaranthus caudatus* L. 或繁穗苋 *Amaranthus paniculatus* L. 等,也包括青葙子 *Celosia argentea* L.。

《图经本草》:苋实,生淮阳川泽及田中。今处处有之,即人苋也……苋有六种,有人苋、赤苋、白苋、紫苋、马苋、五色苋……入药者人、白二苋,俱大寒,亦谓之糠苋,亦谓之胡苋,亦谓之细苋,其实一也。但人苋小而白苋大耳。其子霜后方熟,实细而黑。

按: 所附药图苋实、红苋、紫苋,即今之苋 *Amaranthus tricolor* L.。

《本草纲目》:苋之茎叶,皆高大而易见,故其字从见,指事也。

苋并三月撒种。六月以后不堪食,老则抽茎如人长,开细花成穗。穗中细子。扁而光黑,与青葙子、鸡冠子无别,九月收之。

苋实与青葙子同类异种,故其治目之功亦仿佛也。

综上所述,古今所用苋实,与苋科苋属植物苋 *Amaranthus tricolor* L. 相一致。其他品种常混用之。

青盲: 中医病证名,指眼之外观无异常而逐渐失明。多因肝肾亏虚,精血虚损,目窍萎闭所致,相当于现代眼科疾病之视神经萎缩。《诸病源候论·目病诸候·目青盲候》载:"青盲者,谓眼本无异,瞳子黑白分明,直不见物耳。但五脏六腑之精气,皆上注于目,若脏虚有风邪痰饮乘之。有热则赤痛,无热但内生障,是腑脏血气不荣于睛,故外状不异,只不见物而已,是之谓青盲。"青盲治宜滋养肝肾,填精补髓,开窍明目。

明目: 苋实,功同青葙子,性寒,味苦,具有清肝明目,退翳之功。

除邪: "邪",又称"邪气"。《素问·通评虚实论》载:"邪气盛则实,精气夺则虚。"其有二义:一是与人体正气相对而言。泛指各种致病因素及其病理损害。二是风、寒、暑、湿、燥、火六淫和疫疠之气。《素问·评热病论》载:"邪之所凑,其气必虚。"此处之"邪",系指肝肾虚亏之邪也。

利大小便: 苋实,性微寒,味甘、苦。善清肝肾之热而通利大小便。特别是对热淋之证独具疗效。

去寒热："寒热"，参阅蠡实"本经要义"之"寒热"解。可互参。

久服，益气力，不饥，轻身：为道家养身理念，不必深究。

药物解读

《中药大辞典》收载：苋实，为苋科植物苋 *Amaranthus tricolor* L. 的成熟种子。

【**性味归经**】性味，味甘。归肝、大肠、膀胱经。

【**功能主治**】清肝明目，通利二便。主治青盲翳障，视物昏暗，血浊血尿，二便不利等。

【**药材（饮片）鉴别要点**】

苋实近圆形至倒卵形，黑褐色，平滑，有光泽。气微，味淡。

注：苋实与青葙子同类，其外观形状相类似，功效亦相同。

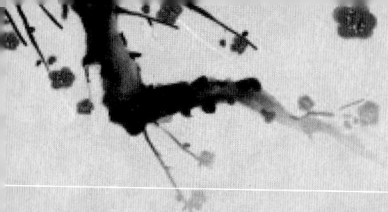

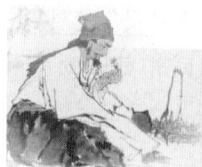

雄黄

【处方用名】雄黄——硫化物类雄黄族矿物雄黄（Realgar.），主含二硫化二砷（As_2S_2）。

【经文】雄黄，味苦平寒。主寒热，鼠瘘恶创，疽痔死肌，杀精物，恶鬼，邪气，百虫毒，胜五兵，炼食之，轻身神仙。一名黄食石。生山谷。

本经要义

雄黄：为硫化物类雄黄族矿物雄黄，主含成分为二硫化二砷（As_2S_2），首载于《神农本草经》，列为中品。《山海经·西山经》载："高山其下多雄黄。"雄黄矿石微透明或半透明，晶体具金刚光泽者，称之为明雄黄或雄黄精，颜色鲜红，形如琥珀坠，古人随身系在腰带上作装饰品，故又有腰黄之名。苏敬："出石门①者名石黄，亦是雄黄，而通名黄金石。石门者为劣尔。恶者名熏黄，止用熏疮疥，故名之。"李时珍曰："雄黄，入点化黄金用，故名黄金石。"苏颂云："形块如丹砂，明澈不夹石，其色如鸡冠者真。"《吴普本草》载："山阴有丹雄黄，生山之阳，故曰雄，是丹之雄，所以名雄黄也。"

---

① 石门：一为今陕西省汉中市西北，褒城镇北褒谷口；一为今之河南省荥阳市北；一为今之浙江省桐乡市石门镇。

雄黄，味苦平寒。主寒热，鼠瘘恶創，疽痔死肌，殺精物，恶鬼，邪氣，百蟲毒，勝五兵，炼食之，輕身神仙。一名黄食石。生山谷。

雄黄本草溯源

《吴普本草》：雄黄，神农：苦。山阴有丹雄黄……所以名雄黄也。

《名医别录》：雄黄，味甘，大温，有毒。主治疥虫，蜃疮[①]，目痛，鼻中息肉，及绝筋，破骨，百节中大风，积聚，癖气，中恶，腹痛，鬼疰，杀诸蛇虺毒[②]，解藜芦毒，悦泽人面。饵服之，皆飞入人脑中，胜鬼神，延年益寿，保中不饥。得铜可作金。生武都、敦煌山之阳，采无时。

《本草经集注》：味苦、甘，平、寒、大温，有毒……炼服雄黄法，皆在《仙经》中，以铜为金，亦出《黄白术》中。晋末以来，氐羌中纷扰，此物绝不复通，人间时有三、五两，其价如金。合九皆用石门、始兴石黄之好者尔。始以齐初梁州互市微有所得，将至都下，余最先见于使人陈典签处，捡获见十余片，伊芳辈不识此物是何等，见有挟雌黄，或谓是丹砂，吾示语并更属觅，于是渐渐而来，好者作鸡冠色，不臭而坚实。若黯黑及虚软者不好也。武都、氐羌是为仇池。宕昌亦有，与仇池正同而小劣。敦煌在凉州西数千里，所出者未尝得来，江东不知，当复云何？此药最要，无所不入也。

《图经本草》：雄黄，生武都山谷敦煌山之阳，今阶州山中有之。形块如丹砂，明澈不夹石，其色如鸡冠者真。有青黑色而坚者名熏黄，有形色似真而气臭者名臭黄，并不入服食药，只可疗疮疥耳。

李时珍云：雄黄入点化黄金用，故名黄金石，非金苗也。

服雄黄长生之说，方士言尔，不可信。

综上所述，古今所用雄黄，其基原一致。

寒热：参阅蠡实"本经要义"之"寒热"解，可互参。

鼠瘘：中医病名，即颈部淋巴结核。《灵枢·寒热》载："黄帝问于岐伯

---

① 蜃疮："蜃"，音逆。虬虫。蜃疮即虬虫等毒虫所咬伤。另指"梅疮"。

② 虺毒："虺"，音毁。古书上所说一种毒蛇。古称"土虺"的蝮蛇。《尔雅·释鱼》载："蝮、虺，博三寸，首大如擘。"邢昺疏："案，舍人曰：蝮，一名虺。江、淮以南曰蝮，江、淮以北曰虺。孙炎曰：江淮以南谓虺为蝮。""虺毒"，指毒蛇咬伤。

曰：寒热瘰疬在于颈腋者，皆可气使生？岐伯曰：此皆鼠瘘寒热之毒气也，留于脉而不去者也。"瘰疬破溃后流脓稀薄，久不收口，即为鼠瘘。

恶创：创，疮之古字。参阅雌黄"本经要义"之"恶疮"解。可互参。

疽痔死肌：参阅石硫黄"本经要义"之"疽痔恶血"解。可互参。

杀精物，恶鬼：即养精神、安魂魄之意。精物又称"鬼精物"，泛指导致严重疾病的邪气。"鬼"，其义有二：一是可导致严重疾病的邪气；二指古人想象中的怪异生物。古人认为能够伤害人而使人患病。"精"，即精魅，指传说中的鬼怪。

恶鬼是指具有扑朔迷离、不可琢磨的迷乱现象。亦即患者神志方面的疾患。

邪气：参阅百合"本经要义"之"邪气腹胀心痛"解。可互参。

百虫毒：泛指各种寄生虫和毒虫。

五兵：指古代五种兵器：戈、殳、戟、酋矛、夷矛。

炼食之，轻身神仙：道家养生理念，不必深究。李时珍言极当："服食雄黄长生之说，方士言尔，不可信。"

药物解读

《中华人民共和国药典》2020 年版一部收载：雄黄为硫化物类矿物雄黄族雄黄，主含二硫化二砷（As_2S_2）。

【性味归经】性温，味辛。有毒。归肝、大肠经。

【功能主治】解毒杀虫，燥湿祛痰，截疟。用痈肿疔疮，蛇虫咬伤，虫积腹痛，惊痫，疟疾等。

【药材（饮片）鉴别要点】

雄黄为块状或粒状集合体，呈不规则块状。深红色或橙红色，条痕淡橘红色，晶面有金刚样光泽，质脆，易碎，断面具树脂样光泽。微有特异臭气，味淡。精矿粉为粉末状或粉末集合体，质松脆，手捏即成粉，橙黄色，无光泽。

雄黄粉：用水飞法进行炮制取得。

雄黄熔点：307～308℃

雄黄精：块大，颜色鲜艳，色红半透明，有光泽者，又称为"明雄"。

【拓展阅读——雄黄商品规格】

雄黄：有块状、粒状、粉末状三种规格。块状者又名苏雄黄，药用主要为此种规格。粉末状者又称为苏尖。

明雄:又名腰黄、雄黄精。选自雄黄中熟透者,多呈块状。颜色鲜红,半透明,具光泽如琥珀坠。质松脆,质最佳。可随身佩戴作为装饰品者为"雄精",极为珍贵,故又称作"腰黄""明雄"。产量极少。

习雄:为雄黄的提炼加工品。

医籍论选

雄黄色黄质坚,形如丹砂,光明烁烁,乃禀土金之气化,而散阴解毒之药也。水毒上行,则身寒热,而颈鼠瘘。雄黄禀土气而胜水毒,故能治之。肝血壅滞,则生恶疮而为疽痔,雄黄禀金气而平肝,故能治之。死肌乃肌肤不仁,精物恶鬼乃阴类之邪,雄黄禀火气而光明,故治死肌,杀精物恶鬼。邪气百虫之毒,逢土则解,雄黄色黄,故杀百虫毒。胜五兵者,一如硫黄能化金银铜铁锡也。五兵,五金也。胜五兵,火气盛也。炼而食之,则转刚为柔,金光内藏,故轻身神仙。

——清·张志聪《本草崇原》

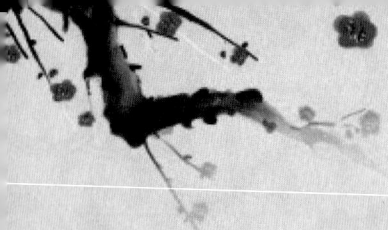

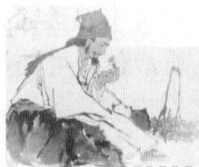

熊脂

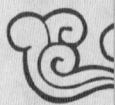

熊脂，味甘，微寒。主風痹不仁，筋急，五臟中腹積聚，寒熱羸瘦，頭瘍，白禿，面皯皰，久服，強志，不飢輕身。生山谷。

【处方用名】熊脂——熊科 Ursidae.

【经文】熊脂，味甘，微寒。主风痹不仁，筋急，五脏腹中积聚，寒热羸瘦，头疡、白秃，面皯皰，久服，强志，不饥轻身。生山谷。

本经要义

熊脂：先秦文献，有熊字者颇多。《诗经》《尚书》《尔雅》《山海经》等均有熊字。《说文解字·火部》载："熊兽似豕，山居冬蛰。"哺乳动物，头大尾短，四肢短粗，脚掌大，能直立行走，也能爬树。以肉食为主。熊的种类很多，有白熊、黑熊、棕熊。其熊脂、熊胆可制药。熊掌为珍贵食品。《书经·牧誓》载："勖哉夫子！尚桓桓，如虎如貔，如熊如罴，于商郊。"《本草纲目兽部·熊》载："俗呼熊为猪熊，罴为人熊，马熊，各因形似以为别也。"黑熊的视力较差，故民间称"黑瞎子"。又因胸前有一月牙形白斑，故又称"月牙熊"。

"脂"，一指有角动物的油脂。《说文解字·肉部》载："戴角者脂，无角者膏。"《周礼·考工记·梓人》载："天下之大兽五：脂者，膏者，羸者，羽者，鳞者。"郑玄注："脂，牛羊属。膏，豕属。"又，"宗庙之事，脂者膏者以为牲。"二泛指油脂，油膏。《玉篇·肉部》载："脂，脂膏也。"

"熊脂"，指熊的脂肪所炼的油脂，或指熊的未经熬炼的脂肪,俗称熊油。

熊脂本草溯源

《名医别录》:熊脂,微温,无毒。主治食饮呕吐。久服长年。生雍州。十一月取。

《本草经集注》:熊脂,味甘,微寒,微温,无毒……此脂即是熊白,是背上膏,寒月则有,夏月则无。其腹中肪及身中膏,煎取可作药,而不中啖。今东西诸山县皆有之,自是非易得物尔。痼疾不可食熊肉,令终身不除愈。

按:陶弘景指出:熊的脂肪或膏均应经过熬炼才能入药。

《图经本草》:熊脂并胆,出雍州山谷。今雍、洛、河东及怀、卫山中皆有之。熊形类犬豕而性轻捷,好攀缘,上高木,见人则颠倒自投地而下。冬多入穴而藏蛰,始春而出。脂谓之熊白,十一月取之,须其背上者。寒月则有,夏月则无。其腹中肪及他处脂,煎炼亦可作药而不中啖。胆,阴干用,然亦多伪,欲试之,取粟颗许,滴水中,一道若线不散者为真。

按:苏颂详述了熊的生活习性和脂肪的煎炼方法,并始提及熊胆入药,指出社会上已出现熊胆伪品现象以及鉴别方法。伪劣药品,自古有之。

《本草纲目》:熊如大豕而竖目,人足黑色,春夏膘肥时皮厚筋弩,每升木引气,或堕地自快,俗呼跌膘,即《庄子》所谓熊经鸟申也。冬月蛰时不食,饥则舐其掌,故其美在掌……熊、黑、魋,三种一类也。

脂即熊白,乃背上肪,色白如玉,味甚美,寒月则有,夏月则无。其腹中肪及身中脂,煎炼过亦可作药,而不中啖。

风痹不仁:风痹,痹证之一种,指风寒湿邪侵袭肢节、经络,其中又以风邪为甚的痹证。风痹又名行痹、走注等。症见肢节疼痛,游走不定。《素问·痹论》载:"风寒湿三气杂至,合而为痹也。其风气胜者为行痹,寒气胜者为痛痹,湿气胜者为著痹也。"

"不仁",中医学认为,麻痹或失去感觉叫"不仁"。《武威汉代医简》

载："虽折能复起,不仁皆仁。"《后汉书·班超传》载:"(班超)头发无黑,两手不仁,耳目不聪明,扶杖乃能行。"《本草纲目》:"白皮治中风,皮肤不仁,身直不得屈伸。"

筋急:病证名。身体的筋紧急难伸的现象。筋脉拘挛不柔,屈伸不便。多由体虚受风寒及血虚津耗,筋脉失养所致。本病可见于破伤风、痉病、痹、惊风等。《素问·五脏生成》载:"是故多食咸,则脉凝泣而变色;多食苦,则皮槁而毛拔;多食辛,则筋急而爪枯。"

积聚:中医病证名,指腹内结块,或胀或痛的病证。《灵枢·五变论》载:"黄帝问于少俞曰:余闻百疾之始期也,必生于风雨寒暑,循毫毛而入腠理,或复还,或留止,或为风肿汗出,或为消瘅,或为寒热,或为留痹,或为积聚。"一般以积块明显,痛胀较甚,固定不移的为积;积块隐现,攻窜作胀,痛无定处的为聚。其性质与癥瘕、痃癖相类似。《难经》载:"故积者,五脏所生,聚者,六腑所成也。积者阴气也,其始发有常处,其痛不离其部,上下有所终始,左右有所穷处;聚者,阳气也,其始发无根本,上下无所留止,其痛无常处。"

"积聚"多由七情郁结,气滞血瘀,或饮食内伤,痰滞交阻,或寒热失调,正虚郁结而成。

寒热羸瘦:寒热其义有二。一指自觉证候的现象,如发热恶寒,或不恶寒、反恶热、寒热往来;二指复合的证候群,如寒证、热证。此处意义指前者。

"羸",指衰弱;瘦瘠。《说文解字·羊部》载:"羸,瘦也。"朱骏声《说文通训定声》载:"本训当为瘦羊,转而言人耳。"《国语·楚语》载:"民之羸馁,日已甚矣。"韦昭注:"羸,瘠也。"《汉书·邹阳传》载:"今天下布衣,穷居之士,身在贫羸。"颜师古注:"衣食不充,故羸瘦也。""瘦",指肌肉不丰满,与"肥"相对。《说文解字》:"瘦,臞①也。"段玉裁注:"今作瘦。"

"羸瘦",意为又弱又瘦之义。

头疡:指头疮。

白秃:指白秃疮,又名白癞痢、癞头疮。由风邪袭入头皮腠理,结聚不

---

① 臞:音渠。通"癯",表"消瘦"。《韩非子·喻老》载:"两者战于胸中,未知胜负,故癯。"

散，或由接触传染而发，多见于小儿。初起头皮上有灰白色屑斑，小如花癣，大如钱币，逐渐蔓延成片，毛发干枯断折，偶有瘙痒，久则发枯脱落，形成秃斑，但愈后毛发可再生。一般病程较长，经年不愈，但至青春发育期大部分可自愈。亦即头癣、白癣。

面䵟皰："䵟"，音赶。皮肤黧黑枯槁。《说文解字》载："䵟，面黑气也。"《广雅·释诂》载："䵟，病也。"亦指面部黄褐斑。

"皰"：一是指面疮。《说文解字》载："皰，面生气也。"徐锴《系传》载："面疮也。"《淮南子·说林》载："溃小皰而发痤疽。"高诱注："皰，面气也；痤疽，痈也。"二是指皮肤上起的像水泡的小疙瘩。《广雅·释诂》载："皰，病也。"《正字通·皮部》载："皰，凡手足臂肘暴起如水泡者谓之皰。"

"面䵟皰"，指面部所生之黑色痤疮、黄褐斑等。

久服，强志，不饥轻身：为道家养生观念。本品又为《神农本草经》上品，故有此说，不必深究。

药物解读

《中药大辞典》收载：熊脂，为熊科黑熊属动物黑熊 *Selenarctos thibetanus* G. Cuvier. 或熊科熊属动物棕熊 *Ursus arctos* L. 的脂肪油。

【性味归经】性温，味甘。归脾经。

【功能主治】补虚损，润肌肤，消积，杀虫。主治虚损羸瘦，风痹不仁，筋脉挛急，积聚，面疮，癣，白秃，臁疮等。

【药材鉴别要点】

熊脂，色白微黄，略似猪油，遇冷凝结成膏，遇热则熔化为液状。气微香。

【拓展阅读】

熊脂，为少用中药，又极不易得之，故了解即可。

附　熊胆

【处方用名】熊胆——熊科 Ursidae.

熊胆一药首载于宋代《图经本草》。熊胆一名则首载于唐代甄权《药性论》。其载："熊①胆,臣,恶防己、地黄。主小儿五疳②,杀虫,治恶疥。"

《图经本草》载:熊脂并胆,出雍州山谷……胆,阴干用。然亦多伪,欲试之,取粟颗许,滴水中,一道若线不散者为真。

按:苏颂首次提及"熊胆"入药,并指出当时社会上出现伪品熊胆,以及熊胆的真伪鉴别方法。

《本草纲目》:熊胆,苦入心,寒胜热,手少阴、厥阴、足阳明经药也。故能凉心平肝杀虫,为惊痫疰忤、翳障疳痔、虫牙蛔痛之剂焉。

药物解读

《中药材手册》熊胆,为熊科动物黑熊 *Selenarctos thibetanus* Cuvier. 或棕熊 *Ursus arctos* L. 的干燥胆。

《中华人民共和国药典》2010 年版、2015 年版均未收载。1977 年版一部收载:熊胆为熊科动物黑熊 *Selenarctos thibetanus* Cuvier. 或棕熊 *Ursus arctos* L. 的干燥胆。

【性味归经】性寒,味苦。归肝、胆、心、胃经。

【功能主治】清热,平肝,明目。用于惊风抽搐,外治目赤肿痛,咽喉肿痛。

【用法用量】

0.3～1g,多入丸散使用。外用适量,研末或水调涂敷患处。

【药材鉴别要点】

熊胆药材呈囊状,上部狭细中空,下部膨大,长 10～20cm,宽 5～10cm,有的呈扁卵圆形,厚 0.5～1.5cm,表面灰褐色、黑褐色或棕黄色,有皱褶。囊皮纤维性。干燥胆汁习称"胆红",呈不规则的块状或硬膏状,色泽深浅不一:金黄色、有光泽、半透明、质松脆者,习称"铜胆"或"金胆";黑褐色或

---

① 熊:详见熊脂"本经要义"之"熊"解。可互参。

② 五疳:按五脏分类命名之疳证,指心疳、肝疳、脾疳、肺疳、肾疳,又称"五脏疳"。《小儿药证直诀》载:"诸疳。疳在内,目肿,腹胀,利色无常,或沫青白,渐瘦弱,此冷证也。疳在外,鼻下赤烂,目燥,鼻头上有疮不著痂,渐绕耳生疮。治鼻烂疮,兰香散;诸疮,白粉散主之。肝疳,白膜遮睛,当补肝,地黄丸主之。心疳,面黄颊赤,身壮热,当补心,安神丸主之。脾疳,体黄腹大,食泥土,当补脾,益黄散主之。肾疳,极瘦,身有疮疥,当补肾,地黄丸主之。……肺疳,气喘,口鼻生疮,当补脾肺,益黄散主之。"

黑绿色,质硬脆或呈硬膏状者,习称"铁胆"或"墨胆";黄绿色,质脆者,习称"菜花胆"。气清香,味苦,清凉回甜,有钻舌感。

【拓展阅读——熊胆真伪经验鉴别要点】

熊胆真伪经验鉴别要点如下。

1. 取少许胆仁(一小粒),置水面上,逐渐溶解可见明显的黄线下降,而不扩散。

2. 取胆仁少许(一小粒),置铁片上,直火加热,只起泡而无腥气。

3. 取胆红细粉,置紫外光下观察,显黄白色荧光。

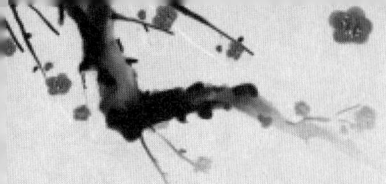

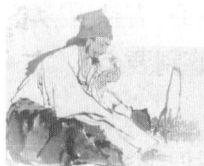

雁肪

【处方用名】雁肪——鸭科 Anatidae.

【经文】雁肪,味甘平。主风挛拘急,偏枯,气不通利。久服,益气不饥,轻身耐老。一名鹜肪。生池泽。

本经要义

雁肪:雁,鸟名,属鸟纲,鸭科,雁亚科之各种类的通称。形状略像鹅,颈和翼较长,足和尾较短,羽毛淡紫褐色。每年春分后飞往北方,秋分后又飞回南方,为候鸟之一种。《说文解字·隹部》载:"雁,鸟也。"

肪,脂肪,特指动物腰部肥厚的油。《说文解字·肉部》载:"肪,肥也。"沈涛古本考:"《一切经音义》卷十六引'肪,肥也,脂也。'是古本有'一曰脂也',四字今夺。"《玉篇·肉部》载:"肪,脂肪。"

雁肪即大雁、红雁的脂肪。

雁肪本草溯源

《吴普本草》:雁肪,神农、岐伯、雷公:甘,无毒。采无时。

《名医别录》:雁肪,无毒。久服长毛发须眉。生江南。取无时。又,雁喉下白毛,疗小儿痫。

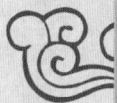

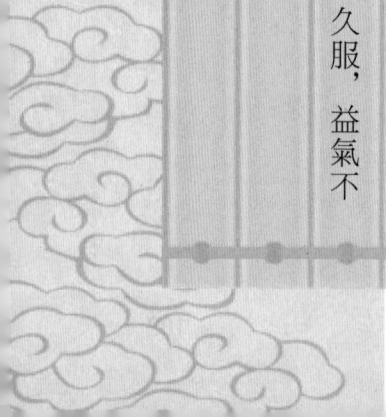

雁肪,味甘平。主風攣拘急,偏枯,氣不通利。久服,益氣不飢,輕身耐老。一名鶩肪。生池澤。

《本草经集注》：雁肪，味甘，平，无毒。主治风挛，拘急，偏枯，气不通利。久服长毛须眉，益气，不饥，轻身，耐老。一名鹜肪。生江南池泽，取无时。

诗云：大曰鸿，小曰雁。今雁类亦有大小，皆同一形又别有野鹅大于雁，犹似家仓鹅，谓之驾鹅。雁肪自不多食，其肉应亦好。

鹜作木音，云是野鸭。今此一名鹜肪，则雁、鹜皆相类尔。此前又有鸭事注在前。夫雁乃住江湖，夏应产伏皆往北，恐雁门北人不食此鸟故也。中原亦重之尔。虽采无时，以冬月为好。

按：《吴普本草》同时收载有"鹜肪"。"鹜"，音物，指家鸭。《尔雅·释鸟》载："舒凫，鹜。"郭璞注："鸭也。"鸭和雁同类，故陶弘景言："雁……一名鹜肪。"其实，雁和鸭是有区别的。但有一种野鸭，古人称为鹜，能在天上飞翔，亦是一种候鸟。

《本草纲目》：雁。释名：鸿①。

按《禽经》云：鳱②以水言，自北而南；鹝以山言，自南而北。张华注云：鳱鹝并音雁。冬则适南，集于水干③，故字从干；冬则向北，集于山鹝，故字从岸，小者曰雁，大者曰鸿。鸿，大也。多集于江渚，故从江。梵书谓之僧娑。

雁状似鹅，亦有苍、白二色。今人以白而小者为雁，大者为鸿，苍者为野鹅，亦曰鴚④鹅，《尔雅》谓之鵱鷜⑤也。雁有四德：寒则自北

① 鸿：一指天鹅。《说文解字·鸟部》载："鸿，鸿鹄也，"郑玄注："鸿，大鸟也。"二指大雁。《玉篇·鸟部》载："鸿，鸿雁也。"虞翻注："鸿，大雁也。"

② 鳱：音干。喜鹊。《玉篇·鸟部》载："鳱，鳱鹊。"音厌。《正字通·鸟部》载："鳱，同雁。一作鳱，别作鴈。"《禽经》载："鳱以水言，自北而南。"张华注："随阳鸟也，冬适南方，集于江干之上，故字从干。"

③ 干：岸；水畔。《集韵·寒韵》载："干，水涯也。"《诗经·魏风·伐檀》载："坎坎伐檀兮，置之河之干兮。"《毛传》载："干，厓也。"唐代杜甫《有客》载："岂有文章惊海内，漫劳车马驻江干。"

④ 鴚：音哥。鴚鹅，又名"鵱鷜"，即野鸭，今名红雁。

⑤ 鵱鷜："鵱"，音噜。"鷜"，音楼。"鵱鷜"，即野鹅，又名鴚鹅，即红雁。《尔雅·释鸟》载："鵱鷜，鹅。"郭璞注："今之野鹅。"《本草纲目》载："苍者为野鹅，亦曰鴚鹅。《尔雅》谓之鵱鷜也。"

而南,止于衡阳,热则自南而北,归于雁门,其信也;飞则有序而前鸣后和,其礼也;失偶不再配,其节也;夜则群宿而一奴巡警,昼则衔芦以避缯缴①,其智也。

经本草考证:雁为鸭科动物白额雁 Anser albifrons（Sopoli.）或鸿雁 Anser cygnoides（L.）或豆雁 Anser fabalis serirostris Swinhoe. 等。其肉（雁肉）、脂肪（雁肪）等均可入药。

风挛拘急: 风邪所致之拘挛、拘急。

拘挛,中医病证名,又作痉挛,属筋病,多由阴血不足,风寒热侵袭以及瘀血留滞所致。其症状为四肢牵引拘急,活动不能自如。《素问·缪刺论》载:"邪客于足太阳之络,令人拘挛背急,引胁而痛。"

拘急,病证名。拘急指肢体牵引不适或自觉紧缩感,以致影响活动。多见于四肢、两胁及少腹。四肢拘急,属筋病,多由六淫外邪伤及筋脉,或血虚不能养筋所致。两胁拘急,多由肝气失于疏泄,经络不得通利所致。少腹拘急,多由肾阳不足,膀胱之气化失常所致,并见腰酸痛,小便不利等。《素问·六元正纪大论》载:"民病寒湿,腹满身热膹愤胕肿,痞逆寒厥拘急……民病血溢,筋络拘强,关节不利,身重筋痿。"

偏枯: 又名偏风,亦称为半身不遂。多由营卫俱虚,真气不能充于全身,或兼邪气侵袭,因而发病。症见一侧上下肢偏废不用,或兼疼痛,久则患肢肌肉枯萎,神志无异常变化。《灵枢·刺节真邪》载:"虚邪偏客于身半,其入深,内居营卫,营卫稍衰,则真气去,邪气独留,发为偏枯。"

气不通利: 气机不利。泛指脏腑功能活动失调(如气机失调,气机阻滞等)。常用来说明脏腑气化过程中,升清降浊功能紊乱,因而产生呃逆、咳喘、胸脘痞闷、腹胀、腹痛、二便失调等症。

久服,益气不饥,轻身耐老: 为道家养生理论,不必深究。

药物解读

《中药大辞典》收载:雁肪,为鸭科雁属动物白额雁 Anser albifrons

---

① 缯缴:即矰缴,猎取飞鸟的射具。缯,音增,通"矰";缴,音浊。

（Sopoli.）或鸿雁 *Anser cygnoides*（L.）等的脂肪。

【性味归经】性平，味甘。归肺、肝、肾经。

【功能主治】益气补血，活血舒筋。用于治疗中风偏枯，手足拘挛，腰脚痿弱，耳聋，脱发，疮痈肿毒。

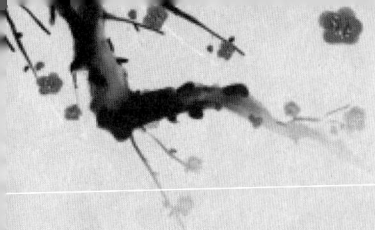

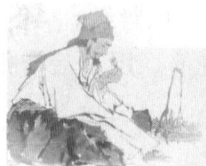

阳起石

陽起石，味咸微溫。主崩中漏下，破子臟中血，癥瘕結氣，寒熱，腹痛無子，陰痿不起，補不足。一名白石。生山谷。

【处方用名】阳起石——硅酸盐类角闪石族矿物透闪石 Actinolitum 及其异种透闪石石棉。

【经文】阳起石，味咸微温。主崩中漏下，破子脏中血，癥瘕结气，寒热，腹痛无子，阴痿不起，补不足。一名白石。生山谷。

本经要义

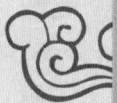

阳起石：始载于《神农本草经》，列为中品。李时珍在《本草纲目》阳气石条"释名"项云"以能命名"。因阳起石具有温肾壮阳，多用于男子肾阳虚衰，下元虚冷之阳痿不起而故名。阳起石（《神农本草经》）、阳石（《炮炙大法》）、起阳石（《炮炙大法》）等诸名。"羊""阳"声转，讹作羊起石（《名医别录》）。本品属单斜晶系矿石，结晶呈柱状、针状、纤维状，透明至半透明，具玻璃或绢丝样光泽，故又称光线石（《山东中药》）。《新修本草》载："此石以白色、肌理似殷孽，仍夹带云母绿润者为良，故《本经》一名白石。"

阳起石本草溯源

《吴普本草》：阳起石，如狼牙者佳。其外色不白，如姜石。其大块者，亦内白。治男子、妇人下部虚冷，肾气乏绝，子脏久寒，须水飞研用。凡石药冷热皆有毒，正宜斟酌。

> **按**：吴普最先指出矿石类药物不能随便服用，与宋代寇宗奭所提倡的不能随便服"丹砂"类矿石类药物相一致。
>
> **《名医别录》**：阳起石，无毒。主治男子茎头寒，阴下湿痒，去臭汗，消水肿。久服不饥，令人有子。一名石生，一名羊起石，云母根也。生齐山及琅邪①，或云山(今四川省松潘县西)、阳起山，采无时。
>
> **《本草经集注》**：阳起石，味咸，微温，无毒……此所出即与云母同，而甚似云母，但厚实尔。今用乃出益州(今四川省成都市)，与矾石同处，色小黄黑即矾石。云母根未知何者是？俗用乃稀。《仙经》亦服之。
>
> **《图经本草》**：阳起石，生齐山山谷及琅邪，或云山、阳起山。今惟出齐州(今山东省济南市)，他处不复有，或云邢州鹊山亦有之……以色白、肌理莹明若狼牙者为上，亦有夹他石作块者不堪。
>
> **《本草纲目》**：阳起石，今以云头雨脚、轻松如狼牙者为佳，其铺草苴角者不佳。王建平典术乃云：黄白而赤重厚者佳，云母之根也。《庚辛玉册》②云：阳起，阳石也。齐州拣金山出者胜，其尖似箭镞③者力强，如狗牙者力微，置大雪中倏④然没者为真。

崩中漏下：参阅石胆"本经要义"之"崩中漏下"。

破子脏中血："子脏"，即"女子胞"，又名胞宫、胞脏、子宫，为中医奇恒之腑之一。《素问·五脏别论》载："脑髓、骨、脉、胆、女子胞，此六者地气之所生也，皆藏于阴而象于地，故藏而不泻，名曰奇恒之府⑤。"子脏主月经、受孕、孕育胎儿，包括妇女整个内生殖器官，与肝、肾、心、脾有密切关系。冲任二脉皆起于胞，冲为血海，任主胞胎。妇女发育成熟，冲任脉旺盛，就

---

① 琅邪：即琅琊，山名。在今山东省。

② 《庚辛玉册》：一部有关炼丹术的著作。详见《本草纲目》第一卷"庚辛玉册"条。

③ 箭镞："镞"，音足。箭头，有双翼、三棱等多种类型。《广雅·释器》载："镞，镝也。""箭镞"是指阳起石形似箭头。

④ 倏：音叔。表极快地；忽然。《说文解字系传·犬部》："倏，忽也。"清代段玉裁《说文解字注》载："倏，引伸为凡忽然之词。""倏然"即忽然之义。

⑤ 奇恒之府：即奇恒之腑。"奇"，异也。"恒"，常也。奇恒之腑即异于肠胃等之常腑，指脑、髓、骨、脉、胆、女子胞六者。

有月经来潮和生育能力。《素问·上古天真论》载："女子七岁,肾气盛,齿更发长。二七而天癸①至,任脉通,太冲脉②盛,月事以时下,故有子。三七,肾气平均,故真牙生而长极。"

子脏中血,是指胞宫中之瘀血等病症。"破子脏中血"即指阳起石具有破胞宫中瘀血之功能。

癥瘕结气:指由气滞郁结所致之癥瘕病症。

寒热:参阅蠡实"本经要义"之"寒热"解。可互参。

腹痛无子:指前文因妇科疾病而不能受孕生子。

阴痿不起:指阳痿不举。

补不足:此处当指肾气(阳)不足。阳起石具有补肾气、壮阳事之功。

药物解读

《中华人民共和国药典》2010年版和2015年版均在附录中收载。1977年版一部收载:阳起石,为单斜晶系透闪石或透闪石石棉的矿石,主含含水硅酸钙镁。

【性味归经】性微温,味咸。归肾经。

【功能主治】温肾壮阳。用于阳痿,腰膝酸软,宫冷不孕等。

【药材(饮片)鉴别要点】

阳起石为不规则柱状或块状,大小不一。灰白色、暗灰色至浅绿色,多夹有浅黄棕色条纹或花纹,具绢丝样光泽。体重,质较松软。断面不整齐,纵向破开呈丝状。无臭,味淡。

【注意事项】阴虚火旺者忌用。不宜久服。

医籍论选

阳起石得火不燃,得日而飞;硫黄得日无焰,得火而发。皆为火之精,而各不同。盖阳起石禀日之阳气以成,天上阳火之精也;硫黄禀石之阳气以成,地上阴火之精也。所以硫黄能益人身阴火之阳,阳起石能益人身阳

---

① 天癸:"天",先天之谓;"癸",为十天干之一,在五行属水,在五脏属肾,故癸指肾水。天癸,一般指藏于肾精之中,能促进生殖功能成熟的物质。

② 太冲脉:即冲脉。

火之阳也。五行各有阴阳,亦可类推。

——清·徐大椿《神农本草经百种录》

　　阳起石……主治崩中漏下者,崩漏为阴,今随阳气而上升也。破子脏中血,及癥瘕结气者,阳长阴消,阳气透发,则癥结破散矣。妇人月事不以时下,则寒热腹痛而无子。阳起石贞下启元,阴中有阳,阴阳和而寒热除,月事调而生息繁矣。男子精虚,则阴痿不起。阳起石助阴中之阳,故治阴痿不起,而补肾精之不足。

——清·张志聪《本草崇原》

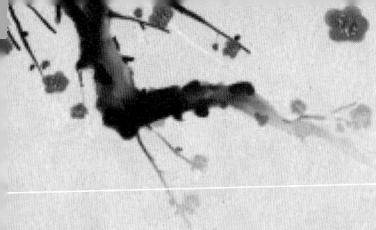

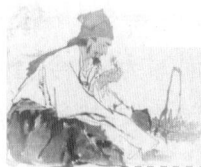

【处方用名】钟乳石——为碳酸盐类方解石族矿物（钟乳石的根部）。主含 $CaCO_3$。

【经文】殷孽，味辛温。主烂伤瘀血，泄利寒热，鼠瘘癥瘕结气。一名姜石。生山谷。

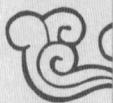

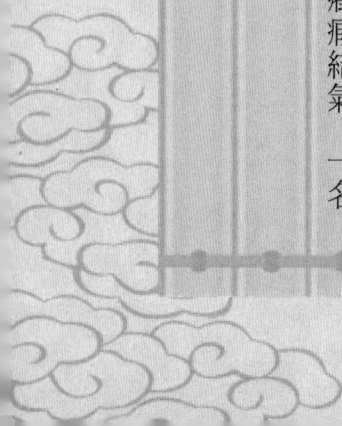

本经要义

殷孽："殷"，音因。表居中，阴藏。《尔雅·释言》载："殷，中也。"李时珍："殷孽……殷，隐也。生于石上，隐然如木之孽也。""孽"，nie，音聂，通"蘖"，指树木被砍或倒下再生出来的枝芽。《集韵·薛韵》载："孽，木余也。"《吕氏春秋》载："厚土则孽不通，薄土则蕃轓而不发。"孽，有分蘖、繁殖之义。

殷孽，正如李时珍所言："如木之芽蘖。"

殷孽本草溯源

《名医别录》：殷孽，无毒。主治脚冷疼弱，钟乳根也。生赵国[①]，又梁山[②]及南海，采无时。

---

① 赵国：古代国名。战国七雄之一。疆域为今山西中部、陕西东北部、河南西南部。

② 梁山：山谷。今山东省平湖西，梁山县南。

姜石，生山谷。

殷孽，味辛温。主烂伤瘀血，泄利寒热，鼠瘘癥瘕結氣。一名

《本草经集注》：殷孽，味辛，温，无毒……赵国属冀州，此即今人所呼孔公孽，大如牛、羊角，长一二尺左右，亦出始兴。

《图经本草》在"石钟乳"条云："石钟乳……又《本经》中品载殷孽云：钟乳根也，生赵国山谷，又生梁山及南海。又云：孔公孽，殷孽根也，生梁山山谷。"

《新修本草》：凡钟乳之类，三种同一体，从石室上汁溜积久盘结者，为钟乳床，即此孔公孽也。其以小岹峗①者，为殷孽，今人呼为孔公孽。殷孽复溜，轻好者为钟乳。虽同一类，而疗体为异，贵贱悬殊。

《本草纲目》：殷，隐也。生于石上，隐然如木之蘖也。

李时珍在孔公孽条云：以姜石②、通石二石推之，则似附石生而粗者，为殷孽；接殷孽而生，以渐空通者，为孔公孽；接孔公孽而生者，为钟乳。又云：盖殷孽如人之乳根，孔公孽如乳房，钟乳如乳头也。

综上所述，古代所谓石钟乳、殷孽、孔公孽三药，其基原完全相同，为同一物体不同药用部位，且所含成分均为碳酸钙（$CaCO_3$）。

烂伤瘀血："烂伤"可做"恶疮"解。凡疮疡表现为焮肿痛痒，溃烂后浸淫不休，经久不愈者，统称为"恶疮"。一般由风热挟毒之气所致，亦可由外伤感染所致。

瘀血是体内血液瘀滞于某处所得的病证。

泄利：又称泄痢。"利"通"痢"。大便稀薄，甚至水样，大便如水，次数增多，故为泄利。

寒热：参阅蠡实"本经要义"之"寒热"解。可互参。

鼠瘘：参阅雄黄"本经要义"之"鼠瘘"解。可互参。

瘕瘕结气：参阅海藻"本经要义"之"瘕瘕坚气"解。可互参。

殷孽的基原、性味归经、功能主治、药材鉴别要点以及医籍论选等详见石钟乳。可互参。

---

① 岹峗：高耸貌。

② 姜石：苏敬认为："此即孔公孽根也，盘结如姜，故名姜石。"

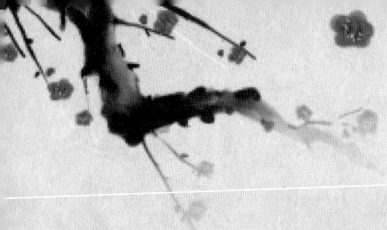

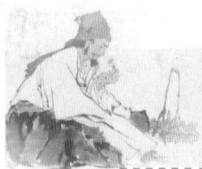

榆皮

【处方用名】榆白皮——榆科 Ulmaceae.

【经文】榆皮，味甘平。主大小便不通，利水道，除邪气。久服，轻身不饥。其实尤良。一名零榆。生山谷。

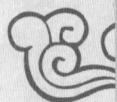

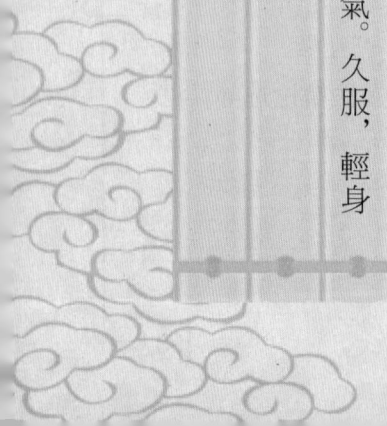

本经要义

榆皮："榆"，落叶乔木，榆科榆属植物，叶、果实可食，果实外面具有膜质的翅，叫榆荚或榆钱。木材坚硬。榆属植物我国有 23 种。

榆皮本草溯源

《名医别录》：榆皮，无毒。主治肠胃邪热气，消肿。性滑利。治小儿头疮痂疕。花，主治小儿痫，小便不利，伤热。生颍川。二月采皮，取白暴干。八月采实，并勿令中湿，湿则伤人。

《本草经集注》：榆皮，味甘，平，无毒……此即今榆树耳。剥取皮，刮除上赤皮，亦可临时用之。性至滑利，初生叶，人以作糜羹辈，令人睡眠。嵇公所谓：令人瞑也。断谷乃屑其皮，并檀皮服之，即所谓不饥者也。

榆皮，味甘平。主大小便不通，利水道，除邪气。久服，轻身不饥。其实尤良。一名零榆。生山谷。

《图经本草》：榆皮，生颍州山谷，今处处有之。三月生荚人（仁），古人采以为糜羹，今无复食者，惟用陈老实作酱耳。然榆之类有十数种，叶皆相似，但皮及木理有异耳。白榆先生叶，却著荚，皮白色，剥之，刮去上粗皴，中极滑白，即《尔雅》所谓榆白粉也。此皮入药，今孕妇滑胎方多用之。

《本草纲目》：榆有数十种，今人不能尽别……荚榆、白榆皆大榆也。有赤、白二种。白者名枌，其木甚高大。未生叶时，枝条间先生榆荚，形状似钱而小，色白成串，俗呼榆钱。

按：李时珍将药用榆白皮之植物形态和鉴别要点说得很清楚，具有现实意义。

陈淏子《花镜》：榆类种多，叶皆相似，但皮及木理有异。刺榆①如柘，有刺，其叶如榆。嫩时瀹②为蔬羹，滑于白榆。初春先生荚，名曰榆钱③，最可观，亦可作羹。至冬实老，可酿酒，亦可作酱。荒岁其皮磨为粉可食，亦可和香末④作糊。榆面如胶，用粘瓦石，极有力。

综上所述，古今所用榆皮，与《中国高等植物图鉴》第一册第926图榆 *Ulmus pumila* L. 相符。

大小便不通：本品性滑利，故可通大小便。

利水道：水道有两义：一是指经穴名，属足阳明胃经。位于腹正中线脐下3寸，旁开2寸许。主治小腹胀痛，小便不利，月经不调，尿路感染等。

---

① 刺榆：榆科植物榆之一种。古名枢，为刺榆属刺榆 *Hemiptelea davidii*（Hance）Planch.，落叶乔木，枝有刚刺，叶互生，具短柄，卵形，边缘有钝锯齿，花与叶同时展放，果实为半翅呈歪锥形核果。刺榆木材坚硬致密，为建筑和器具优良原料。

② 瀹：音越，表煮。《玉篇·水部》载："瀹，煮也，内菜汤中而出也。"《汉书·郊祀志》载："杜邺说（王）商曰：'东邻杀牛，不如西邻之瀹祭。'"颜师古注："瀹祭，谓瀹煮新菜以祭。"唐代李洞《和曹监春晴见寄》："兰台架列排书目，顾渚香浮瀹茗花。"瀹茗花：即烹茶。

③ 榆钱："钱"，指古钱币。榆钱，指榆之果实成串，如同古代钱币串。

④ 香末：末，表细粉，碎屑，如粉末、药末等。《世说新语·汰侈》载："豆至难煮，唯豫作熟末，客至，作白粥以投之。"唐代李白《酬张司马赠墨》载："上党碧松烟，夷陵丹砂末。"香末，指食物细粉。

二是指尿道。利水道,指通调水道。

除邪气:邪气,与人体正气相对而言。参阅白蒿"本经要义"之"五脏邪气"解。可互参。除邪气指祛除各种致病邪气。

久服,轻身不饥:榆之皮、果实自古以来均作充饥食品,《神农本草经》又列为上品,故言"久服,轻身不饥"。

药物解读

《中药大辞典》收载:榆白皮,为榆科植物榆树 *Ulmus pumila* L. 的树皮或根皮的韧皮部。

【性味归经】性平,味甘。归胃、大肠、小肠经。

【功能主治】利水,通淋,消肿。治疗小便不通,淋浊,水肿,痈疽发背,丹毒,疥癣等。

医籍论选

榆白皮,滑,能主利五淋,治不眠,疗齁①。

——唐·甄权《药性论》

榆白皮,气味甘、平,滑利,无毒……利窍,渗湿热,行津液,消痈肿。

——明·李时珍《本草纲目》

榆白皮,专入胃、大小肠。与冬葵子性皆滑利,味亦相同。故五淋肿满及胎产不下,皆宜服此以治……白榆皮服能止喘除咳而使人睡。

——清·黄宫绣《本草求真》

---

① 齁:音候。表喘息声,如痰齁、寒齁。《广韵·候韵》载:"齁鼾,鼻息也。"

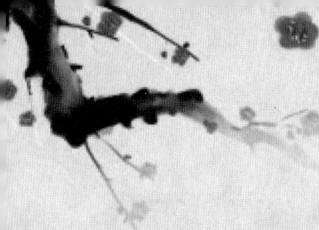

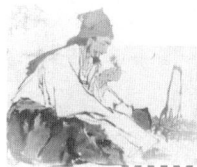

玉泉

【处方用名】玉（石）——硅酸盐类矿物绿松石。

【经文】玉泉，味甘平。主五脏百病，柔筋强骨，安魂魄，长肌肉，益气。久服耐寒暑，不饥渴，不老神仙。人临死服五斤，死三年色不变。一名玉札。生山谷。

本经要义

玉泉：古代文献又称为玉札、玉浆、琼浆，有人考证认为是矿物软玉 Nepherite。

玉泉本草溯源

《吴普本草》：玉泉，一名玉屑①，神农、岐伯、雷公：甘。李氏：平。畏冬华，恶青竹。白玉体如白头公。

《名医别录》：玉泉，无毒。主利血脉，治妇人带下十二病，除气癃，明耳目。久服轻身长年。生蓝田，采无时。

陶氏同时又另行收载：玉屑，味甘、平、无毒。主除胃中热、喘息、烦满、止渴，屑如麻豆服之。久服轻身长年。生蓝田，采无时。

---

① 玉屑：指玉呈碎屑状，即玉石矿加工制成成品后，余下之碎块。或将玉打碎成米粒状。"玉泉""玉屑"非常明确，为矿石之玉石。

玉泉，味甘平。主五臟百病，柔筋强骨，安魂魄，長肌肉，益氣。久服耐寒暑，不飢渴，不老神仙。人臨死服五斤，死三年色不變。一名玉札。生山谷。

按：玉泉、玉屑同一物也，均产于同一地点——蓝田。从文中可以看出，玉泉指玉之原矿石，玉屑指玉之碎块。"屑如麻豆"，经人工加工而成。

《**本草经集注**》：玉泉，味甘、平，无毒……蓝田在长安东南，旧出美玉，此当是玉之精华，白者质色明澈，可消之为水，故名玉泉①。今人无复的识者，惟通呼为玉尔……古来发冢②见尸如生者，其身腹内外，无不大有金玉。汉制王公葬，皆用珠襦玉匣，是使不朽故也。炼服之法，亦应依《仙经》服玉法，水屑③随宜，虽曰性平，而服玉者亦多乃发热，如寒食散状。金玉既天地重宝，不比余石，若未深解节度，忽轻用之。

按：在古代，古人迷信玉能使人轻身延年，死后尸骨不腐。故有服食玉屑之习俗。人死后用玉片制成外衣墓葬等。这在现今考古所出土文物可得到验证。

陶弘景在玉屑条又云："此云玉屑，亦是以玉为屑，非应别一种物也。《仙经》服珏玉，有捣如米粒，乃以苦酒辈，消令如泥，亦有合为浆者。凡服玉，皆不得用已成器物，及冢中玉璞也。好玉出蓝田及南阳徐善亭部界中，日南④、卢容水中，外国于阗，疏勒诸处皆善。《仙方》名玉为玄真，洁白如猪膏，叩之鸣者，是真也。其比类甚多相似，宜精别之。所以燕石入笥⑤，卞氏长号也。"

按：陶氏指出，服食玉最好用玉石矿或玉屑所磨制成的"玉泉"，又称"玉浆"，其他方法不可取。并特别强调，从坟墓中出土的玉器和已经加工制成的玉器物品不能用。并首次提出优质白玉的鉴别要点，与现今玉器鉴别方法相一致，蓝田玉最优。

---

① 玉泉：由玉或玉屑与水共制而成的一种混悬液，称为玉泉或玉浆。

② 发冢：冢，指高大的坟墓。《说文·冖部》载："冢，高坟也。"段玉裁注：《土部》曰：'坟者，墓也。'墓之高者曰冢。"发冢，即开挖坟墓。

③ 水屑：指用水与玉屑或用玉泉磨成的玉浆。

④ 日南：郡名。故治在今越南广治省广治河与甘露河合流处。

⑤ 笥：音四。一是指古时一种用竹、苇编的盛衣物用的箱子。《说文解字·竹部》载："笥，盛衣器也。"《书经·说命中》载："惟衣裳在笥。"又表装，藏。唐代刘禹锡《论书》载："今夫考居室必以闳门丰屋为美，笥衣裳必以文章鲜泽为甲。"二是指古代盛饭食用的竹器。《说文解字·竹部》载："笥，盛食器也。"

《图经本草》：玉屑研之乃可食，然则玉泉今固无有，玉屑医方亦稀有。祥符中，先帝尝令工人碎玉如米粒，制作皆如陶、苏之说，然亦不闻以供膳饵。其云研之乃食，如此恐非益人，诚不可轻服也。方书中面膏有用玉屑者，此恐是研粉之乃可用，既非服饵，用之亦不害也。

按：苏氏对服玉抱怀疑态度，指出玉不可内服，只能外用美容；外用对人无害。这是苏颂对中医正确使用矿物类药物的一大贡献。再看《图经本草》所附药图，玉是指玉矿，玉屑是指研碎的碎玉，而玉泉是水中之玉，亦即传说中的"玉泉""玉浆"是也。

李时珍在《本草纲目》中引李珣[①]《异物志》[②]云：玉出昆仑[③]。

李时珍言：按《太平御览》[④]云：交州[⑤]出白玉，夫余出赤玉，挹娄出青玉，大秦出菜玉，西蜀出黑玉，蓝田出美玉，色如蓝，故曰蓝玉。《淮南子》[⑥]云：钟山[⑦]之玉，炊以炉炭，三日三夜，而色泽不变，得天地之精也……《礼记》云：石蕴玉则气如白虹，精神见于山川也。《博物志》[⑧]云：山有谷者生玉。《尸子》[⑨]云：水圆折者有珠，方折者有玉……宗奭曰：《本经》言玉泉生蓝田山谷，采无时。今蓝田无玉，而泉水，古今不言采。陶氏言玉为水，故名玉泉。如此则当言玉水，不当言玉泉，泉乃流布之义。今详泉字乃浆之误，去古既远，文字脱

---

① 李珣：指五代时大医家李珣。李氏所著《海药本草》之内容散见于《证类本草》。

② 《异物志》：即《南方异物志》，为唐代房千里撰。

③ 昆仑：指昆仑山，在今西藏境内。

④ 《太平御览》：宋代李昉、李穆、徐铉等学者编纂的一部类书，简称《御览》。一千卷，分五十五部，引书广博，多达一千六百余种。其中保存了不少失传之史料。

⑤ 交州：州名。故治在今广西壮族自治区梧州市，辖广东、广西大部分及越南承天以北等地。

⑥ 《淮南子》：西汉淮南王刘安及门人著，以道家思想为主，杂儒、法、阴阳诸家等，为杂家著作。提出"道""气"学说和宇宙生成学说，保存很多自然科学史资料。

⑦ 钟山：即南京紫金山的别称。

⑧ 《博物志》：晋代学者张华著，是目前中国第一部博物学著作，共十卷。内容记载异境奇物、琐闻杂事、神仙方术、地理知识、人物传说，包罗万象。

⑨ 《尸子》：为战国时期著名政治家、先秦诸子百家之一尸佼所作。已散失。主要写了各学坛对政治、经济、文化、学习等观点的看法。唐代《群书治要》有部分辑录。

误也。《道藏经》有金饭、玉浆之文。唐李商隐①有"琼(误,原诗应为云)浆未饮结成冰"之诗,是采玉为浆,断无疑矣。

李时珍云:玉泉作玉浆甚是。别本所注乃玉髓也,《别录》自有条,诸家未深考尔。

李时珍并引青霞子语:作玉浆法:玉屑一升,地榆草一升,稻米一升,取白露水二升,铜器中煮,米熟绞汁,玉屑化为水,以药纳入,所谓神仙玉浆也。

按:综上所述,古之"玉泉""玉屑"入药,应是指玉或玉屑,或用玉屑加入中药共磨制(或熬制)成的一种液体,又称之为"玉浆"或"玉液"。

李时珍和寇宗奭均反对服食玉石之类矿物类药物,认为服食玉能使人长生不老无可信。时珍曰:"汉武帝取金茎露和玉屑服,云可长生,即此物也。但玉亦未必能使生者不死,惟使死者不朽尔。养尸招盗,反成暴弃,曷若速朽归虚之为见理哉。"

五脏百病:"五脏",心、肝、脾、肺、肾的合称。"百"表概数,言其多。《诗经·周颂·噫嘻》载:"率时农夫,播厥百谷。"宋代范仲淹《岳阳楼记》载:"政通人和,百废具兴。"

五脏百病,指五脏所患各种疾病。

柔筋强骨:舒筋,活血,强骨。

魂魄:魂,其义有二。一是古人想象中的一种能离开躯体而独立存在的精神。它附体则生,离体而去则亡。《说文解字》载:"魂,阳气也。"《左传·昭公七年》载:"人生始化曰魄,既生魄,阳曰魂。"二是指精神、神志,如断魂、梦魂萦绕、神魂颠倒。

魄,有二义。一是指古人认为的阴神。说它是能离开身体而存在的精神,如魂魄、丧魂落魄。《说文解字》载:"魄,阴神也。"《左传·昭公七年》载:"人生始化曰魄。"《太平御览》卷五百四十九引《礼记外传》载:"人之精气曰魂,形体谓之魄。"二是指精神,气质,神色。

---

① 李商隐:唐代杰出诗人,字义山。原籍怀州河内(今河南沁阳市)人。

魂魄,一是古人所谓附在人体内的精神灵气,认为魂能离开躯体单独存在,魄不能离开躯体。二是指患者体质和精神状态,神志昏乱等病理状态。

长肌肉:使肌肉丰满。

益气:指补气。补中焦之气,补肾气。

久服耐寒暑,不饥渴,不老神仙:为古代道家养生理念,不必深究。

人临死服五斤,死三年色不变:是说玉石有保护尸体不腐之作用。

药物解读

《中药大辞典》收载:玉,为硅酸盐类角闪石族矿物透闪石的隐晶质亚种软玉,或蛇纹石矿物蛇纹石的隐晶质亚种岫玉。

【**性味归经**】性平,味甘。归肺、胃、心经。

【**功能主治**】清热,润肺,除烦,止渴,镇心,明目。用于喘息烦满,消渴,惊悸,目翳,丹毒等。

【**用法用量**】1~5g。煎汤或入丸散。外用适量。

【**药材(饮片)鉴别要点**】

玉为不规则的块状。苹果绿色、白色、乳白色,偶有墨绿色。表面色泽较均匀,光洁,透明或半透明。质坚硬不易压碎,用小刀不易刻画成痕,琢磨后显灿烂的蜡样光泽,具透明晶莹感。端口呈多片状,断面密布毛刺色泽变白。玉屑为玉的碎粒块状。气微,味淡。

【**拓展阅读——炮制**】

1. 取净玉屑,除去杂质,洗净,干燥,研细粉。

2. 水飞玉屑,按照中医中药水飞法,水飞,干燥。

3. 制玉屑:将玉屑研成细粉,用药物共煮24小时,根据临床需要,反复炮制后备用。

【**临床药师、临床医师注意事项**】

脾胃虚弱者慎服;不宜研末服用;不可久服。

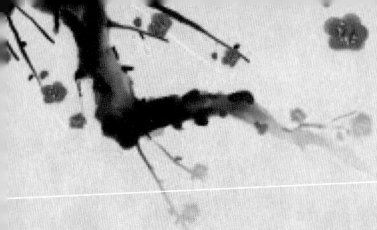

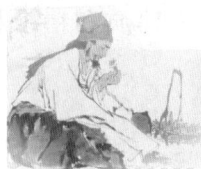

礜石

【处方用名】礜石——含砷黄铁矿石，又名毒砂，硫化砷铁 FeAsS.

【经文】礜石，味辛大热，主寒热，鼠瘘，蚀疮，死肌、风痹，腹中坚。一名青分石，一名立制石，一名固羊石。生山谷。

本经要义

礜石："礜"，音玉。《说文解字·石部》载："礜，毒石也，出汉中。从石与声。"《玉篇·石部》载："礜，石，出阴山。杀鼠，蚕食则肥。"《山海经·西山经》载："（皋塗之山）有白石焉，其名曰礜，可以毒鼠。"《淮南子·说林》载："人食礜石而死，蚕食之而不饥。"

石，音但。古代量词。《说文解字·石部》载："石，山石也。在厂①之下，口象形。"石，音十，有二义。一是指岩石，构成地壳的矿物硬块，如石灰石、花岗石等。《字汇·石部》载："石，山骨。"《易·困》载："困于石，据于蒺藜。"孔颖达疏："石之为物，坚刚而不可入也。"《诗经·小雅·鹤鸣》载："他山之石，可以攻玉。"唐代杜甫《八阵图》载："江流石不转，遗恨失吞吴。"二是指药石，中药里的矿

---

① 厂：同"庵"，出崖洞穴。清代聂剑光《泰山道里记》载："转而东，有石厂，曰三阳洞。"

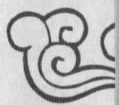

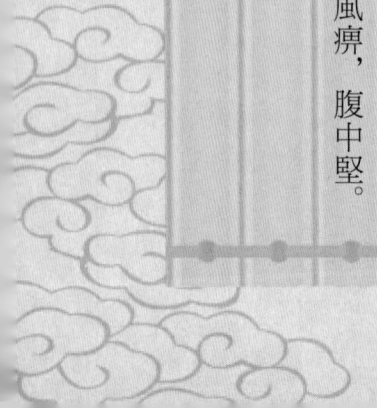

礜石，味辛大热，主寒热，鼠瘘，蚀疮，死肌、风痹，腹中坚。

一名青分石，一名立制石，一名固羊石。生山谷。

物部分。《左传·襄公二十三年》载:"季孙之爱我,疾疢①也;孟孙之恶我,药石也,美疢不如恶石。"孔颖达疏:"治病药分用石,《本草》所云钟乳、矾、磁石之类,多矣。"唐代柳宗元《答周君巢饵药久寿书》载:"掘草烹石,以私其筋骨而日以益愚。"

礜石,矿物学名词,也称毒砂,即硫砷铁矿,为制砷及亚砷酸的原料。煅之成末,可杀鼠,亦可入药,相当于砒石。因此礜石为剧毒,现临床上已不用。

曹元宇认为:礜石为白色矿石 Arsenolite As_4O_4,或为自然砷 As;又似含砷黄铁矿物(Mispickel,FeAsS)。《中国矿物药》则认为:礜石,一说相当于矿物中毒砂,一说相当于砒石或部分砒石。

礜石本草溯源

《吴普本草》:白礜石。一名鼠乡。神农、岐伯:辛、有毒。桐君:有毒。黄帝:甘,有毒。李氏云:或生魏兴,或生少室②。十二月采。

按:从《吴普本草》对礜石的记载可以肯定,自古以来医家都认为"礜石"为剧毒药物。

《名医别录》:礜石,味甘,生温、熟热,有毒。主明目,下气,除膈中热,止消渴,益肝气,破积聚、痼冷腹痛,去鼻中息肉。久服令人筋挛。火炼百日,服一刀圭③,不炼服,则杀人及百兽。一名白礜石,一名大白石,一名泽乳,一名食盐。生汉中山谷及少室,采无时。

按:陶弘景对《吴普本草》内容解读更加详细,并明确指出,生礜石为剧毒药物,不能随便服用。

---

① 疾疢:疢,音称。热病。《说文解字·病部》载:"疢,热病也。从广,从火。"段玉裁注:"其字从火,故知为热病。《小雅》载:'疢如疾首。'笺云:'疢,犹病也。'此以疢为烦热之称。"亦泛指病,如疢毒、疢疾等。

② 少室:即嵩山。

③ 圭:音龟。此处指古代较小的容量单位。《孙子算经》卷上载:"量之所起,起于粟,六粟为一圭,十圭为一撮。"《汉书·律历志上》载:"度长短者不失豪牦,量多少者不失圭撮,权轻重者不失黍絫。"颜师古注:"应劭曰:'四圭曰撮,三指撮之也。'孟康曰:'六十四黍为圭'。"又指古代重量单位。《后汉书·律历志上》:"量有轻重,平以权衡。"

《本草经集注》：特生礜石，味甘，温，有毒。主明目，利耳，腹内绝寒，破坚结及鼠瘘，杀百虫恶兽。久服延年。一名苍礜石，一名鼠毒。生西域①，采无时。火炼之良，畏水。

旧鹳巢中者最佳，鹳常入水冷，故取以壅卵令热。今不可得。惟用出汉中者，其外形紫赤色，内白如霜，中央有白，形状如齿者佳。《大散方》云：又出荆州新城郡房陵县，缥白色为好。用之亦先以黄土包烧之一日，亦可内斧孔中烧之，合玉壶诸丸多用此。《仙经》不云特生，则止是前白礜石尔。

《图经本草》：礜石，生汉中山谷及少室，今潞州亦有焉。性大热……又有特生礜石，生西域……苏恭云：特生礜石，一名苍礜石。而梁州特生……而今医家多只用礜石，即白礜石也，形类相近……古方治寒冷积聚，皆用礜石……近世乃少用者。

按：苏颂所言与陶弘景相同，礜石有多种，而自古所用皆礜石。

《本草纲目》礜石条：礜义不解。许氏《说文》②云：礜，毒石也。《西山经》云：皋涂之山，有白石，其名曰礜，可以毒鼠。郭璞注云：鼠食则死，蚕食而肥。则鼠乡之意以此。

礜石性气与砒石相近，盖亦其类也。古方礜石、矾石常相混书，盖二字相似，故误耳。然矾石性寒无毒，礜石性热有毒，不可不审。陆农师云：礜石之力，十倍钟乳。按《洪容斋随笔》③云：王子敬静息帖，言礜石深是可疑，凡喜散者辄发痈。盖散者，寒食散也，古人多服之，中有礜石，性热有毒，故云深可疑也。

《中国矿物药》：礜石，一说相当于矿物学中毒砂，一说相当于砒石或部分为砒石。现无市售品可对证。古代礜石或有多种，毒砂及其转生矿物量比不同则颜色、形状各异。仅就难溶的毒砂而论，任何品种，任何用法均应谨慎，用量应由少渐多。现今不用礜石或惧其毒性。

综上所述，《神农本草经》所载礜石，为毒砂 FeAsS。

---

① 西域：西汉以后对玉门关（今甘肃敦煌市西北）以西地区的总称。

② 许氏《说文》：指许慎的《说文解字》。

③ 《洪容斋随笔》：宋代文学家洪迈撰。洪迈，字景卢，号容斋。

寒热:参阅蠡实"本经要义"之"寒热"解。可互参。

鼠瘘:参阅雄黄"本经要义"之"鼠瘘"解。可互参。

蚀疮:蚀,音实。一是指虫蛀伤物,如虫蚀。《类编·虫部》载:"蚀,《说文》:败疮也。"《淮南子·说林》载:"月照天下蚀于詹诸。"唐代鲍溶《秋思三首》之二载:"顾兔蚀残月,幽光不如星。"二是指损伤,浸蚀,如剥蚀、腐蚀、风蚀。《素问·刺禁论》载:"刺乳上,中乳房,为肿根蚀。"王冰注:"中有脓根,内蚀肌肤化为脓水而久不愈。"

蚀疮,指久治不愈的脓疮。又泛指"阴蚀",妇人"阴疮"等。

死肌:肌肉失去活力,僵硬。

风痹:痹证的一种。出自《素问·痹论》,其载:"风寒湿三气杂至,合而为痹也。其风气胜者为行痹,寒气为胜者为痛痹,湿气胜者为著痹也。""风痹",指风寒湿邪气侵袭肢节、经络,其中又以风邪为甚的痹证,又名行痹、走注,又谓痛风。症见肢节疼痛,游走不定。治以祛风为主,兼祛寒、利湿,参以补益气血。

腹中坚:腹中坚硬包块,如同癥瘕积聚、痞块等。

药物解读

《中药大辞典》载:礜石,为硫化物类矿物毒砂 Arsenopyrite. 的矿石,又名砷黄铁矿。

【性味归经】性热,味辛甘。有大毒。归手、足太阴经。

【功能主治】消冷积,祛寒湿,蚀恶肉,杀虫。治痼冷腹痛,积聚坚癖,风冷湿痹,痔瘘息肉,恶疮癣疾。

【临床药师、临床医师注意事项】

本品剧毒,不宜内服。学习《神农本草经》了解即可。

医籍论选

礜石……治久积及久病胸腹冷有功,直须慎用,盖其毒不可当。

——宋·寇宗奭《本草衍义》

砒石略带黄晕,礜石全白,稍有分辨。而古方礜石与矾石常相混书,二字相似，故误耳。然矾石性寒无毒，礜石性热有毒，不可不审……今药肆中往往以充砒石，而礜石仅可破积攻痹，不能开痰散结，是以胜金丹、截疟丹服之不效者，良由误用礜石之故。

——清·张璐《本经逢原》

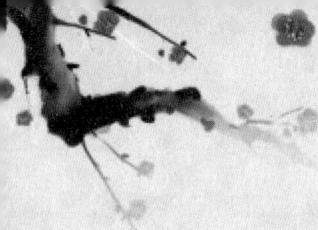

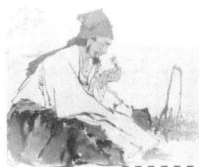

长石

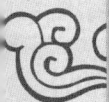

【处方用名】长石——为碳酸盐类矿物硬石膏类，属方解石。主含碳酸钙（$CaCO_3$）。

【经文】长石，味辛寒。主身热，四肢寒厥，利小便，通血脉，明目，去翳，眇，下三虫，杀蛊毒。久服不饥。一名方石。生山谷。

本经要义

长石：古名方石、直石、土石（《吴普本草》）。首载于《神农本草经》，列为中品。《名医别录》云："长石，一名土石，一名直石，理如马齿，方而润泽玉色。"苏敬云："此石状同石膏而厚大，纵理而长，文似马齿，今均州辽坂山有之，土人以为理石者，是长石也。"李时珍在《本草纲目》长石条"集解"项云："长石即俗呼硬石膏者，状似软石膏而块不扁，性坚硬洁白，有粗理，起齿棱，击之则片片横碎，光莹如云母、白石英，亦有墙壁似方解石，但不作方块尔。烧之亦不粉烂而易散，方解烧之亦然，但姹声为异耳。昔人以此为石膏，又以为方解，今人以此为寒水石，皆误矣。但与方解乃一类二种，故亦名方石。气味功力相同，通用尤妙。唐宋诸方所用石膏，多是此石，昔医亦以取效，则亦可与石膏通用，但不可解肌发汗耳。"

按：李时珍详解长石与石膏之间的关联情况，并指出其功用与石膏相同，更进一步说明古代理

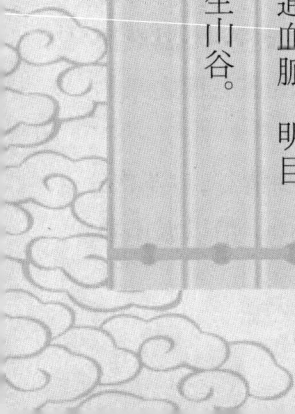

長石，味辛寒。主身熱，四肢寒厥，利小便，通血脈，明目，去翳，眇，下三蟲，殺蠱毒。久服不飢。一名方石。生山谷。

石、长石、石膏常混淆用。并明确表明唐宋时期及唐宋以前所用石膏非现今所用石膏。

长石本草溯源

《吴普本草》:长石,一名方石,一名土石,一名直石。生长子山。理如马齿,润泽,玉色。长服不饥。

《名医别录》:长石,味苦,无毒。主治胃中结气,止消渴,下气,除胁肋肺间邪气。一名土石,一名直石,理如马齿,方而润泽玉色。生长子及太山及临淄,采无时。

《本草经集注》:长石,味辛、苦,寒,无毒……长子县属上党郡,临淄县属青州。俗方及《仙经》并无用此者也。

《图经本草》:长石,生长子山谷及泰山、临淄。今惟潞州有之,文如马齿,方而润泽,玉色,此石颇似石膏,但厚大,纵理而长为别耳。采无时。谨按:《本经》理石、长石二物二条,其味与功效亦别。又云:理石如石膏,顺理而细。陶隐居云:理石亦呼为长理石,苏恭云:理石皮黄赤肉白作斜理,不似石膏。

综上所述,古今所称长石基本一致,其临床效用与石膏相似,现已极少药用。

身热:中医病证名,指全身发热。《素问·阴阳应象大论》载:"阳胜则身热。"

四肢寒厥:"厥",即"厥证"。泛指突然昏倒,不省人事,但大多能逐渐苏醒一类病症。

"寒厥"之"厥",指四肢寒冷。《伤寒论·辨厥阴病脉证并治》载:"厥者,手足逆冷是也。"

"寒厥"指寒极时阴气独胜,阳气衰微不能通达四肢以致逆冷,属厥证之一。因阳虚阴盛而引起之厥证。《素问·厥论》载:"黄帝问曰:厥之寒热者何也?岐伯对曰:阳气衰于下,则为寒厥。"

"寒厥",又名"冷厥"。症见手足厥冷,恶寒蜷卧,下利清谷,口不渴;或见身冷蜷卧,腹痛面赤,指甲青暗,甚则昏厥等,脉多细微。治以温阳益气为主。常用汤方:当归四逆汤、附子理中汤、通脉四逆汤等。

利小便,通血脉,明目,去翳:参阅石膏"本经要义"相关条文解。可互参。

眇:音秒。一是指小目。《说文解字·目部》载:"眇,一目小也。"《释名·释疾病》载:"目匡陷急曰眇。眇,小也。"《正字通·目部》载:"目偏小不盲亦曰眇。"《易·履》载:"眇能视,跛能履。"二是指偏盲,一目失明,即一只眼盲。《篇海类编·身体类·目部》载:"眇,偏盲。"梁启超《饮冰室诗话》载:"昔斯巴达人被围,乞援于雅典,雅典人以一眇目跛足之学校教师应之。"又指双目失明。宋代苏颂《日喻》:"生而眇者不识日。"

三虫:泛指寄生虫。

蛊毒:参阅白兔藿"本经要义"之"蛊毒"解。可互参。

其余主疗与石膏同。参阅石膏"本经要义"解。可互参。

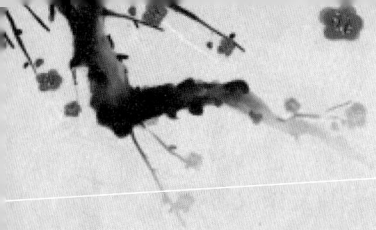

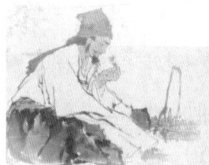

【处方用名】紫石英——氟化物类矿物萤石族萤石，主含氟化钙（CaF_2）。

【经文】紫石英，味甘温。主心腹咳逆，邪气，补不足，女子风寒在子宫，绝孕，十年无子。久服，温中，轻身延年。生山谷。

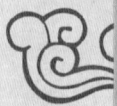

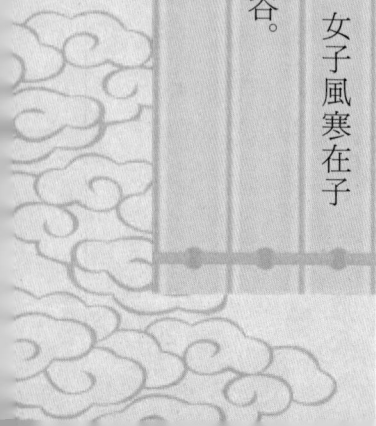

紫石，味甘平。主治心腹咳逆邪气，补不足，女子风寒在子宫，绝孕十年无子。久服温中、轻身、延年。生太山山谷。（曹元宇辑注本）

本经要义

紫石英：文献考证，早在南北朝时期，紫石英就有紫色石英和萤石两种，但历史本草文献均以紫色石英为紫石英，属正品。黄宫绣云："紫石英，专入肝、心。即系石英之紫色者，故尔别其名曰紫。"目前，除山东、四川、云南等地以矿物紫色石英作紫石英入药外，全国绝大部分地区均以萤石作紫石英。萤石，"萤"通"荧"。《尔雅·释虫》陆德明释文："荧，木；今作萤。"《广韵·青韵》载："荧，光也。"《文选·班固（答宾戏）》李善注："荧，小光也。"紫石英半透明至透明，呈玻璃样光泽，故名荧（萤）石。

紫石英本草溯源

《吴普本草》：紫石英，神农、扁鹊：甘、平。

宫，绝孕，十年无子。久服，温中，轻身延年。生山谷。

紫石英，味甘温。主心腹咳逆，邪气，补不足，女子风寒在子李氏：大寒，雷公：大温。岐伯：甘，无毒，生太山或会稽①。采无时。欲令如削，紫色达头，如樗蒲②者。

《名医别录》：紫石英，味辛，无毒。主治上气心腹痛，寒热、邪气、结气，补心气不足，定惊悸，安魂魄，填下焦③，止消渴，除胃中久寒，散痈肿，令人悦泽。生太山，采无时。

《本草经集注》：紫石英，味甘、辛，温，无毒……今第一用太山石，色重澈，下有根。次出雹零山，亦好。又有南城石，无根。又有青绵石，色亦重黑，不明澈。又有林邑④石，腹里必有一物如眼。吴兴⑤石四面才有紫色，无光泽。会稽诸暨石，形色如石榴子。先时并杂用，今丸散采择，惟太山最胜，余处者，可作丸酒饵。《仙经》不正用，而为俗方所重也。

《图经本草》：紫石英，生泰山山谷。今岭南及会稽山中亦有之……又按：《岭表录异》⑥云：今陇州山中多紫石英，其色淡紫，其实莹澈，随其大小，皆五棱两头如箭镞，煮水饮之暖而无毒，比北中白石英，其力倍矣。

按：所附药图"紫石英"与"泽州白石英"相雷同。古人认为紫石英、白石英为同一类药物，只是颜色不同而已。

《本草纲目》：按《太平御览》云：自大岘至太山，皆有紫石英。太

---

① 会稽：山名，即会稽山，在今浙江省境内。又为郡名。秦始皇于原吴、越地置。辖境相当于今江苏省长江以南，浙江省仙霞岭、牛头山、天太山以北和安徽省水阳江流域以东及新安江、率水流域。西汉时期地域扩大，相当于今江苏省长江以南，茅山以东，浙江省大部及福建全省。此处会稽，应是会稽山。

② 樗蒲：樗，音出，即臭椿树。

③ 填下焦：指补益肾精血之法。

④ 林邑：古地名，即林邑县，秦置。汉改称象林县。唐时号占城。明朝时期为南灭。今为安南南部地区。

⑤ 吴兴：古地名，即吴兴郡，三国时吴置。辖境相当于今浙江省临安、余杭、德清一线西北，兼有江苏宜兴县北。

⑥ 《岭表录异》：唐代刘恂撰。该书与《北户录》同系记述岭南异物异事，也是了解唐代岭南道地物产、民情的重要文献，是研究唐代岭南地区少数民族经济、文化的重要资料。

山所出,甚瑰玮①。平氏②阳山县所出,色深特好。乌程县③北垫山所出,甚光明,但小黑。东莞县④爆山所出,旧以贡献。江夏⑤矾山亦出之。永嘉⑥固陶村小山所出,芒角甚好,但色小薄尔。

综上所述,古今所用紫石英其基原基本一致,为氟化物类矿物萤石族萤石。

心腹咳逆,邪气: 参阅瓜蒂"本经要义"之"咳逆上气"解。可互参。

补不足: 指补气血不足。

女子风寒在子宫,绝孕,十年无子: 指宫寒不孕。

久服,温中,轻身延年: 为道家养生理念。本品又为《本经》上品。故有此之说,不必深究。

药物解读

《中华人民共和国药典》2020 年版一部收载:紫石英,为氟化物类矿物萤石族萤石,主含氟化钙(CaF_2)。

【性味归经】 性温,味甘。归肾、心、肺经。

【功能主治】 温肾暖宫,镇心安神,温肺平喘。用于肾阳亏虚,宫冷不孕,惊悸不安,失眠多梦,虚寒咳喘。

【药材鉴别要点】

药材为块状或粒状集合体。呈不规则块状,具棱角。紫色或绿色,深浅不匀,条痕白色。呈半透明至透明,具有玻璃样光泽。表面常有裂纹,质坚脆,易击碎。气微,味淡。

【饮片鉴别要点】

饮片(煅紫石英)呈不规则的碎块或粉末。表面黄白色、棕色或紫色,无光泽。质酥脆,有醋香气,味淡。

---

① 瑰玮:奇炜,卓异。

② 平氏:古地(县)名。汉置,故城在今河南省南阳市桐柏县。

③ 乌程县:古地名。秦置,治所在今浙江省吴兴南。

④ 东莞县:古地名。在今广东省东莞市。

⑤ 江夏:古地(县)名。隋开皇初改汝南县置,治所在今湖北省武汉市武昌区。

⑥ 永嘉:古地名,即东汉所置永宁县,隋改为永嘉县,明清皆为浙江省温州府治。

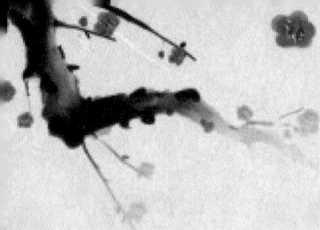

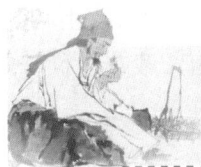

紫葳

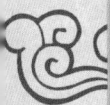

【处方用名】凌霄花——紫葳科 Bignoniaceae.。

【经文】紫葳,味酸,微寒。主妇人产乳余疾,崩中,癥瘕,血闭,寒热,羸瘦,养胎。生川谷。

本经要义

紫葳:紫葳,始载于《神农本草经》,列为中品。别称苃华(《吴普本草》),紫葳华(《博物志》)、陵霄花(《图经本草》)、藤罗花(《天宝本草》)、倒挂金钟(《岭南采药录》)、堕胎花(《植物名实图考》)、女葳(《药性论》)、搜骨风(《四川中药志》)等。

凌霄:"凌"通"陵"。一表逾越;超过。清代朱骏声《说文通训定声·升部》载:"苃,经传多以陵、以浚、以凌为之。"《吕氏春秋·论威》载:"虽有江河之险,则凌之。"高诱注:"凌,越也。"北魏颜之推《古意》载:"作赋凌屈原,读书夸左史。"二表攀登,升。《管子·兵法》载:"凌山阬,不待钩梯;历水谷,不须舟檝。"唐代杜甫《望岳》载:"会当凌绝顶,一览众山小。""霄",天空、重霄、九霄。唐代白居易《和集贤刘学士早朝作》载:"从此摩霄去非晚,鬓边未有一茎丝。"凌霄,言攀高也。

紫葳,即凌霄花,属木质藤本,借气生根攀附于其他物(植物)体往高处长。《图经本草》在:"紫葳,凌霄花也……初作藤蔓生,依大木,岁久延引至巅而有花。"李时珍云:"紫葳,俗谓赤艳曰紫葳,此

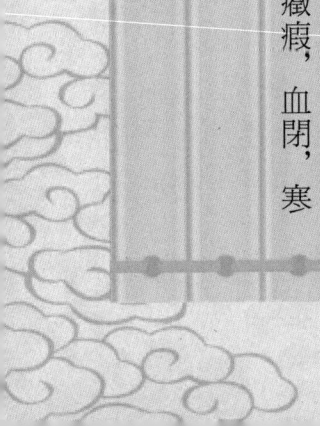

热,羸瘦,养胎。生川谷。

紫葳,味酸,微寒。主妇人产乳餘疾,崩中,癥瘕,血闭,寒

花赤艳,故名。附木而上,高数丈,故曰凌霄。"紫葳花色橙黄,又如钟状倒垂,故名"倒挂金钟"。凌(陵)霄花、藤罗花、上树蜈蚣等,多因其攀登生长而得名。芰华,古代"花"通"华",为紫葳花之称呼。

紫葳本草溯源

《吴普本草》:紫葳,一名武威,一名瞿麦,一名陵居腹,一名鬼目,一名芰华。神农、雷公:酸。岐伯:辛。扁鹊:苦、咸。黄帝:甘,无毒。如麦根,黑。正月、八月采。或生真定。

《名医别录》:紫葳,无毒。茎叶,味苦,无毒。治痿蹶,益气,一名陵苕①,一名芙华,一名陵时,生西海②及山阳。

《本草经集注》:紫葳,味酸,微寒,无毒……李云是瞿麦根,今方用至少。《博物志》云:郝晦行华草于太行山北,得紫葳华。必当奇异。今瞿麦华乃可爱,而处处有,不应乃在太行山。且有树其茎叶,恐亦非瞿麦根。《诗》云有苕之华;郭云陵霄藤,亦恐非也。

《图经本草》:紫葳,陵霄花也。生西海川谷及山阳。今处处皆有,多生山中,人家园圃亦或种莳,初作藤蔓生,依大木,岁久延引至巅而有花,其花黄赤,夏中乃盛。

李时珍在《本草纲目》紫葳条"集解"项云:凌霄野生,蔓才数尺,得木而上,即高数丈,年久者藤大如杯。春初生枝,一枝数叶,尖长有齿,深青色。自夏至秋开花,一枝十余朵,大如牵牛花,而头开五瓣,赭黄色,有细点,秋深更赤。八月结荚如豆荚,长三寸许,其子轻薄如榆仁……

按:李时珍将紫葳的植物形态和生长习性说得很精当。紫葳与《中国高等植物图鉴》第四册第 5 621 图凌霄花 Campsis grandiflora (Thunb.) Loisel.(别名女葳花、紫葳)完全一致,广布于全国各地。全株入药。具有凉血破瘀、祛风通经之效。

综上所述,古今所用紫葳品种和基原基本一致。《中华人民共和国药典》2020 年版一部以"凌霄花"处方用名收载。

---

① 陵苕:为凌霄之音转也。

② 西海:今内蒙古额济纳旗东南,居延海附近一带。

味酸,微寒:《神农本草经》言:紫葳(凌霄花),性微寒,味酸。《中国药典》载:凌霄花性寒,味甘、酸。归肝、心包经。《临床中药学》载凌霄花:性微寒,味辛。归肝、心包经。有较大差异。

妇人产乳余疾:产,人或动物生子。《说文解字·生部》载:"产,生也。"《韩非子·六反》载:"且父母之于子也,产男则相贺,产女则杀之。"乳,生子。《说文解字》载:"乳,人及鸟生子曰乳。兽曰产。从孚,从乙。乙者,玄鸟也。《明堂》《月令》:'玄鸟至之日,祠于高禖以请子。'故乳从乙。请子必以乙至之日者,乙,春分来,秋分去,开生之候鸟,帝少昊司分之官也。"段玉裁注:"此说从孚、乙会意之恉。孚者,卵即孚也。乙者,请子之候鸟也。"按甲骨文象乳子之形,本义为哺乳。《广雅·释诂》载:"乳,生也。"《史记·扁鹊仓公列传》载:"菑川王美人怀子而不乳。"

产乳,指生孩子。"妇人产乳余疾"指女人生产后对身体恢复期的调养。或指产妇所患疾病。

崩中:参阅石胆"本经要义"之"崩中漏下"解。可互参。

癥瘕:参阅卷柏"本经要义"之"癥瘕"解。可互参。

血闭:指"经闭"或"闭经",经血不通。

寒热:参阅蠡实"本经要义"之"寒热"解。可互参。

羸瘦:羸,《说文解字》:"羸,瘦也。"《汉书》邹阳传:"今天下布衣穷居之士,身在贫羸。"颜师古注:"衣食不充故羸瘦也。"指身体衰弱。《玉篇》羊部:"羸,弱也。"瘦,《说文解字》:"瘦,臞也,从疒,叜声。"段玉裁注:"癯,今字作瘦。"指肌肉不丰满,与"肥"相对。《说文解字》病部:"癯,臞也。"癯,同瘦。叜,同叟。臞,音渠。

养胎:"养",一是指供养、奉养。《说文解字·食部》载:"养,供养也。"二是指生育。《玉篇·食部》载:"养,育也。"明代董斯张《俗语有所祖》载:"生子曰养。"《礼记·大学》载:"未有学养子而后嫁者也。"三是指哺乳。《荀子·礼论》载:"父能生之,不能养之。"杨倞注:"谓哺乳之也。"

"胎"指人和哺乳动物孕于母体内而未生的幼体,如怀胎、胚胎。《说文解字》载:"胎,妇孕三月也。"又指怀孕或生育的次数,如头胎、两胎。又指养育,孕育。《方言》卷一载:"胎,养也。汝、颖、梁、宋之间曰胎。"

养胎,指养护胎儿,使母体和腹中胎儿不受伤害。

药物解读

《中华人民共和国药典》2020 年版一部收载：凌霄花，为紫葳科植物凌霄 *Campsis grandiflora*（Thunb.）K. Schum. 或美洲凌霄 *Campsis radicans*（L.）Seem. 的干燥花。

【性味归经】性寒，味甘、酸。归肝、心包经。

【功能主治】活血通经，凉血祛风。用于月经不调，经闭癥瘕，产后乳肿，风疹发红，皮肤瘙痒，痤疮等。

【药材（饮片）鉴别要点】

药材（饮片）为干燥的花，多皱缩卷曲，黄褐色或棕褐色，完整花朵长 3.5～5cm。萼筒呈钟状，长 2～2.5cm。裂片 5，裂至中部，萼筒基部至萼齿尖有 5 条纵棱。花冠先端 5 裂，裂片半圆形，下部联合呈漏斗状，表面可见细脉纹，内表面较明显。雄蕊 4，着生在花冠上，2 长 2 短，花药个字形，花柱 1，柱头扁平。气清香，味微苦、酸。

【临床药师、临床医师注意事项】

孕妇慎用。

医籍论选

今名凌霄花，谓其花之极高也，根花并用。紫葳延引藤蔓，主通经脉，气味酸寒，主清血热，故《本经》主治如此。近时用此，为通经下胎之药。仲景鳖甲煎丸，亦用紫葳以消癥瘕，必非安胎之品。《本经》养胎二字，当是堕胎之讹耳。

——清·张志聪《本草崇原》

祝按：张氏说的极是，《神农本草经》所言紫葳，乃活血、祛瘀、通经之药，不应为安胎药也。"养胎"误也。

紫葳，味酸，微寒。入足厥阴肝经，专行瘀血，善消癥块。

《金匮》鳖甲煎丸。用之治病疟日久，结为癥瘕，以其行瘀而化癖也。

紫葳酸寒通利，破瘀消癥，其诸主治，通经脉，止淋沥，除崩中，收带下，平酒齄，灭风刺，治癫风，疗阴疮。紫葳即凌霄花。

——清·黄元御《长沙药解》

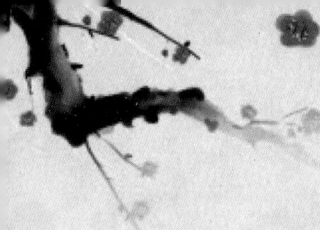

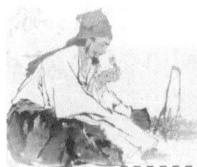

薤

薤，味辛溫。主金創，創敗，輕身不飢耐老。生平澤。

【处方用名】薤白——百合科 Liliaceae.

【经文】薤，味辛温。主金创，创败，轻身不饥耐老。生平泽。

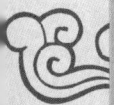

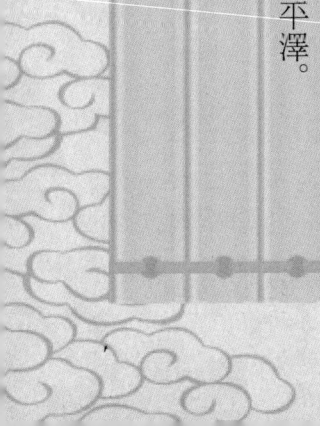

本经要义

薤：音谢，菜名，即䪥头①。《说文解字》载："薤，菜也。"多年生草本植物，地下有鳞茎，叶子细长，花紫色，其鳞茎可作蔬菜。鳞茎又叫䪥头。《仪礼·士相间礼》注："葱薤之属，食之止卧。"《魏文帝·塘上行》载："念君常苦悲，夜夜不能寐。……莫以鱼肉贱，弃损葱与薤。"

李时珍在《本草纲目》中云："薤本作䪥，韭类也，故字从韭，从叡②，谐音也。今人因其根白，呼为䪥子，江南人讹为莜子。"程超寰认为：《本草纲目》以"䪥"字训薤根之白，义通，但犹嫌不足。按薤白鳞茎的旁侧常有1~3个小鳞茎附着，外有白色的膜质鳞被，肖似"䪥"字之形。近人翁辉东《潮汕方言》

---

① 䪥头："䪥"音叫，草名。《玉篇·草部》："䪥，草名。"䪥头，即薤，百合科植物，多年生草本。鳞茎可作蔬菜，一般加工制成酱菜。《正字通·草部》载："䪥，俗呼薤曰䪥子，以薤根白如䪥也。"

② 叡：音概。《说文解字》载："叡，奴探坚意也，从奴、从贝。贝，坚宝也。"表深坚意。《玉篇》："叡，深坚意也。"《广韵·代韵》："叡，深坚意。"

载："薤之为物，豆白如葱，三片成束，古制字韭，肖其形也。"李时珍云："（薤）收种宜火熏，故俗人称为火葱。罗愿云：物莫美于芝，故薤为菜芝。"又曰："叶类葱而根如蒜。"故有地葱、团葱、野葱、胡葱及山蒜、小蒜、野蒜、泽蒜、小根蒜诸名。

薤本草溯源

《名医别录》：薤，味苦，无毒。归骨，菜芝也。除寒热，去水气，温中，散结，利病人。诸疮中风寒水肿以涂之。生鲁山。

《本草经集注》：薤，味辛、苦，温，无毒……薤又温补，仙方乃服食家皆须之，偏入诸膏用，并不可生啖，熏辛为忌耳。

《图经本草》：薤，生鲁山平泽。今处处有之，似韭而叶阔，多白无实……山薤茎叶亦与家薤相类而根长，叶差大，仅若鹿葱，体性亦与家薤同，然今少用。薤虽辛而不荤五脏，故道家长饵之，兼补虚，最宜人。凡用葱、薤，皆去青而留白……

按：苏颂所述薤之生长习性与形态特征及民间习用情况，应当为百合科葱属植物薤头 *Allium chinense* G. Don. 的根茎。

《本草纲目》在"集解"项云：薤八月栽根，正月分莳，宜肥壤。数枝一本，则茂而根大。叶状似韭，韭叶中实而扁，有剑脊。薤叶中空，似细葱叶而有棱，气亦如葱。二月开细花，有紫白色。根如小蒜，一本数颗，相依而生。五月叶青则掘之，否则肉不满也。其根煮食，茝酒[①]、糟藏、醋浸皆宜。故《内则》云：切葱、薤实诸醢以柔之。白乐天[②]诗云：'酥暖薤白酒'，谓以酥炒薤白投酒中也。一种水晶葱，葱叶蒜根，与薤相似，不臭，亦其类也。按王祯《农书》云：野薤俗名天薤。生麦原中，叶似薤而小，味益辛，亦可供食，但不多用。即《尔雅》山薤是也。

按：李时珍所言："薤八月栽根，正月分莳……数枝一本，则茂而根大。叶状似韭……薤叶中空，似细葱叶而有棱……"肯定是百合科

---

① 茝酒："茝"，音毛。泛指可食的食用野菜，或水草。此处专指薤，亦包括醋制之薤白。茝酒，即用其制作之薤白酒。

② 白乐天：白居易。

葱属植物薤头(薤)*Allium chinense* G. Don.。但李时珍又言:"根如小蒜,一本数颗,相依而生……"肯定是百合科葱属植物小根蒜 *Allium macrostemon* Bge.。

历代本草文献,常将薤与小根蒜混淆,或相互错释。因两种药均为同科同属植物,其苗叶极为相似。细观之:薤之叶有棱,而小根蒜之叶片线形,且无棱,或不明显。再则薤(薤头)的地下根茎为鳞茎,且具分层鳞片,而小根蒜地下根茎为实体,并无分层鳞片。这是薤(薤头)与小根蒜的最明显鉴别点。

综上所述,《神农本草经》所载薤为百合科葱属植物薤(薤头)*Allium chinen*se G. Don. 的地下鳞茎。而历代本草文献所言薤,除薤头品种外,还包括小根蒜 *Allium macrostemon* Bge. 的地下根茎。但是薤为主流品种。

金创:参阅蜜蜡"本经要义"之"金创"解。可互参。

创败:创,疮之古字。指跌打损伤。

轻身不饥耐老:为道家养生思维理论,不必深究。

药物解读

《中华人民共和国药典》2020 年版一部收载:薤白,为百合科植物小根蒜 *Allium macrostemon* Bge. 或薤 *Allium chinense* G. Don. 的干燥鳞茎。

【性味归经】性温,味辛、苦。归心、肺、胃、大肠经。

【功能主治】通阳散结,行气导滞。用于胸痹心痛,脘腹痞满胀痛,泻痢后重。

【药材(饮片)鉴别要点】

小根蒜:呈不规则卵圆形,高 0.5~1.5cm,直径 0.5~1.8cm。表面黄白色或淡黄棕色,皱缩,半透明,有类白色膜质鳞片包被,底部有突起的鳞茎盘。质硬,角质样。有蒜臭味,味微辣。

薤:呈略扁长卵形,高 1~3cm,直径 0.3~1.2cm,表面淡黄棕色或棕褐色,具浅纵皱纹。质较软,断面可见鳞叶 2~3 层。嚼之粘牙。

医籍论选

薤用在下之根，气味辛温，其性从下而上，主助生阳之气上升者也。《金匮》胸痹证，有栝蒌薤白白酒汤，栝蒌薤白半夏汤，枳实薤白桂枝汤，皆取自下而上，从阴出阳之义。金疮疮败，则皮肌经脉虚寒。薤白辛温，从内达外，故能治之，生阳上升，则轻身不饥耐老。

————清·张志聪《本草崇原》

薤白气温……气味升多于降，阳也。金疮气虚，则疮口不合；气温可以益气，所以主疮败也。气温达肝，肝气条畅，则气血日生，所以轻身。温暖脾土，土健所以不饥；味辛润血，血华所以耐老也。

————清·叶天士《本草经解》

味辛，气温，入手太阴肺、手阳明大肠经。开胸痹而降逆，除后重而升陷，最消痞痛，善止滑泄。

《金匮》栝蒌薤白白酒汤、栝蒌薤白半夏汤，二方在栝蒌。枳实薤白桂枝汤，方在枳实。并用之，治胸痹心痛，以其破壅而降逆也。

《伤寒》四逆散，方在甘草。治少阴病，四逆，泄利下重者，加薤白三升，以其行滞而升陷也。

肺病则逆，浊气不降，故胸膈痹塞，肠病则陷，清气不升，故肛门重坠。薤白辛温通畅，善散壅滞，辛金不至上壅，故痹者下达而变冲和，庚金不至下滞，故重者上达而化轻清。其诸主治，断泄痢，除带下，安胎妊，散疮疡，疗金疮，下骨哽，止气痛，消咽肿，缘其条达凝郁故也。

————清·黄元御《长沙药解》

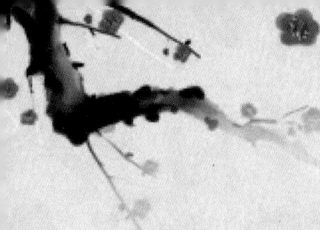

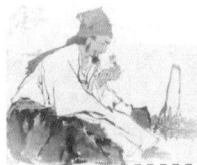

䗪虫

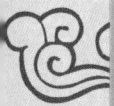

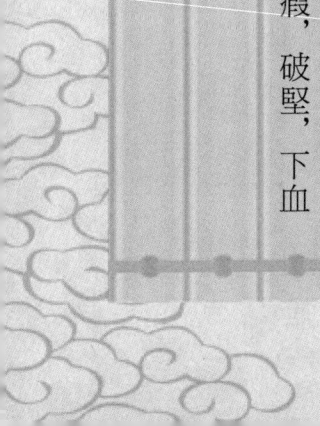

【处方用名】土鳖虫——鳖蠊科 Corydiidae.

【经文】䗪虫，味咸，寒。主心腹寒热，洗洗，血积癥瘕，破坚，下血闭，生子大，良。一名地鳖。生川泽。

䗪虫，味咸寒。主治心腹寒热洗洗，血积癥瘕，破坚，下血闭，生子大良。一名地鳖。生川泽。（曹元宇辑注本）

本经要义

䗪虫：䗪，音浙。地鳖虫，又名土鳖，为鳖蠊科动物昆虫地鳖 *Eupolyphaga sinensis* Walker 或冀地鳖 *Steleophaga plancyi*（Boleny）的雌虫全体。异名：土鳖（《名医别录》）、地蜱虫（《鲍氏小儿方》）、簸箕虫（《本草衍义》）、节节虫（《江苏药材志》）、地乌龟（《分类草药性》）、土元（《中药形性经验鉴别法》）、臭母虫、盖子虫（《河北药材》）、土别虫（《药材学》）、土别（《四川中药志》）等。

䗪虫，始载于《神农本草经》，列为中品。䗪虫，即土鳖虫。喜生于阴湿的松土中。

土鳖：陶弘景云："形扁扁如鳖，故名土鳖。""地鳖"之名同义。苏敬云："此物好生鼠壤中及屋壁下，状如鼠妇，而大者寸余，形小似鳖。"苏颂云："䗪虫，生河东川泽及沙中，人家墙壁下土中湿处状似鼠妇，而大者寸余，形扁如鳖，但有鳞而无甲，故一名土鳖。"又因形状如龟，故又呼地乌龟。

地蜱虫："蜱"为"鳖"之音转而故名地蜱虫。

土元："元"为"蚖"之省写。"蚖"为鳖类。寇宗奭云："今人呼为簸箕虫，亦象形也。"

䗪虫虫体有节，背板如盖，小有臭气，故又有节节虫、盖子虫、臭虫等别称。䗪虫，体扁，棕黑色，雄虫有翅，雌虫无翅，常在农家住宅墙根的土内活动，入药惟用雌虫，故俗称婆婆虫、老婆虫。《周礼·秋官·赤龙氏》载："凡隙屋，除其狸虫。"汉代郑玄注："狸虫，䗪肌蚗之属。"明代方以智《物理小识·医药类》："被杖……则白蜡一两，䗪虫一枚，酒服亦炒。"

䗪虫本草溯源

《吴普本草》：尘虫，一名土鳖。

《名医别录》：䗪虫，有毒。一名土鳖。生河东，及沙中，人家墙壁下土中湿处。十月取，暴干。

《本草经集注》：䗪虫，味咸，寒，有毒……形扁扁如鳖，故名土鳖，而有甲，不能飞，小有臭气，今人家亦有之。

《图经本草》：䗪虫，生河东川泽及沙中，人家墙壁下土中湿处。状似鼠妇，而大者寸余，形扁如鳖，但有鳞而无甲，故一名土鳖。今小儿多捕以负物为戏。十月取，曝干。张仲景治杂病方：主久癥瘕积结，有大黄䗪虫丸，又有大鳖甲丸中，并治妇人药，并用䗪虫，以其有破坚积下血之功也。

按：所附药图䗪虫，即现今之土鳖虫无疑。

《中药材手册》（1959 年版）载：土鳖虫，为鳖蠊科昆虫地鳖 *Eupolyphaga sinensis* Walker 及冀地鳖 *Steleophaga planeyi*（Boleny）的干燥雌性虫体。喜生于油坊、酱坊、灶脚下、糠麸堆下阴湿处及墙角松土中，俗称"土元"。习惯认为江苏产品质量最佳，故又称"苏土元"。此外，两广一带用光蠊科昆虫东方厚片蠊的雌虫，其体形较大而有黄边，俗称"金边土鳖"。

心腹寒热："心腹"，又谓之"少腹"。"寒热"，参阅蛴螬"本经要义"之"寒热"解。可互参。

洗洗：表示寒冷之意。

血积癥瘕：瘀血所致之癥瘕积聚。

破坚：指䗪虫之活血祛瘀功效。

血闭：指"闭经"或"经闭"。

生子大良：指其"血积癥瘕……血闭"得到治疗，而能怀孕生子。

药物解读

《中华人民共和国药典》2020 年版一部收载：土鳖虫（䗪虫），鳖蠊科昆虫地鳖 *Eupolyphaga sinensis* Walker 或冀地鳖 *Steleophaga plancyi*（Boleny）的雌虫干燥体。

【性味归经】性寒，味咸；有小毒。归肝经。

【功能主治】破血逐瘀，续筋接骨。用于跌打损伤，筋骨折，血瘀经闭，产后瘀阻腹痛，癥瘕痞块。

【药材（饮片）鉴别要点】

呈扁平卵形，长 1.3～3cm，宽 1.2～2.4cm。前端较窄，后端较宽，背部紫褐色，具光泽，无翅。前胸背板较发达，盖住头部；腹背板 9 节，呈覆瓦状排列。腹面红棕色，头部较小，有丝状触角 1 对，常脱落，胸部有足 3 对，具细毛和刺。腹部有横环节。质松脆，易碎。气腥臭，味微咸。

【拓展阅读】

䗪虫，习称土元、地鳖虫、地乌龟、簸箕虫。处方用名土鳖虫。性寒，微毒，入心、肝、脾经。具有逐瘀破积，通经活血，消癥瘕，续筋骨，止久疟等功效。可用于产后瘀血，腹肿痛，跌打损伤，肝脾大，心腹寒热等。是传统中医经典用药。

现代医学研究证实：䗪虫具有抑制肿瘤、调节血脂、延缓衰老、耐缺氧等功效，可用于治疗恶性肿瘤、白血病、子宫肌瘤、肝硬化等，对脑损伤、脉管炎、骨髓炎等亦有一定的康复和保健作用。

䗪虫与全蝎、天龙（守宫）、蜈蚣为我国特有药用动物养殖品种。

医籍论选

《金匮》方中治久病结积，有大黄䗪虫丸。又治疟痞，有鳖甲煎丸。及妇人下瘀血汤方并用之。今外科、接骨科亦用之。乃攻坚破积、行血散疟之剂。学者以意会之可也。

——清·张志聪《本草崇原》

䗪虫,味咸,微寒。入足厥阴肝经,善化瘀血,最补损伤。

《金匮》鳖甲煎丸,用之治病疟日久,结为癥瘕。大黄䗪虫丸,用之治虚劳腹满,内有干血。下瘀血汤,用之治产后腹痛,内有瘀血。土瓜根散,用之治经水不利,少腹满痛。以其消癥而破瘀也。

䗪虫咸寒疏利,专破癥瘀,兼补伤损。其诸主治,疗折伤,续筋骨。

——清·黄元御《长沙药解》